YOGA

uma prática de alongamento

EDITORA GROUND
livros para uma nova consciência

Símbolo do CENTRO DE ESTUDOS DE YOGA RAMANA MAHARISHI

[O Homem meditando em busca da Iluminação, através de Kundalini – a Energia Cósmica representada pela Serpente – dentro do triângulo, representação da Trindade: Brahama (o Criador), Vishnu (o Conservador) e Shiva (o Destruidor).]

NILDA FERNANDES

YOGA

uma prática de alongamento

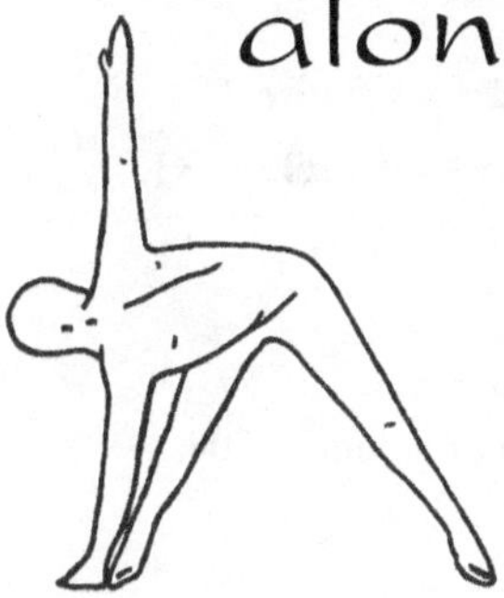

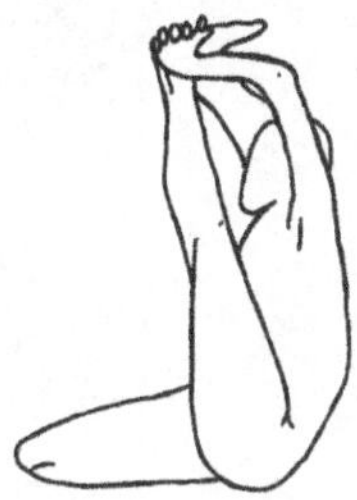

EDITORA GROUND

Capa: Niky Venâncio
Ilustrações: Daniel de Almeida Motta
Revisão técnica: Marisa Bouchardet da Fonseca
Revisão do texto: Reynaldo de Souza Motta
Jefferson Donizetti de Oliveira
Editoração eletrônica: Ediart

CIP – Brasil – Catalogação na Fonte
Sindicato Nacional dos Editores de Livros, RJ

F41y
Fernandes, Nilda
Yoga: uma prática de alongamento
/Nilda Fernandes. - São Paulo : Ground, 2003

ISBN 85-7187-183-3

1. Ioga. 2. Exercícios de alongamento.
I. Título.

03-1196 CDD 613.7046
CDU 613.71

Vendas e distribuição:
Editora Aquariana Ltda.
Av. Santa Catarina, 619 - Sala 14
04635-001 São Paulo - SP
Tel.: (11) 5031.1500
vendas@aquariana.com.br
www.ground.com.br

Homenagem

Ramana Maharshi foi um dos maiores mestres espirituais da Índia moderna. Após alguns anos de reclusão, finalmente começou a responder às perguntas formuladas pelas pessoas na sua busca espiritual: a incansável indagação de "Quem sou eu?". Nasceu no dia 29 de dezembro de 1879, e entrou em *mahāsamādhi* em 1950.

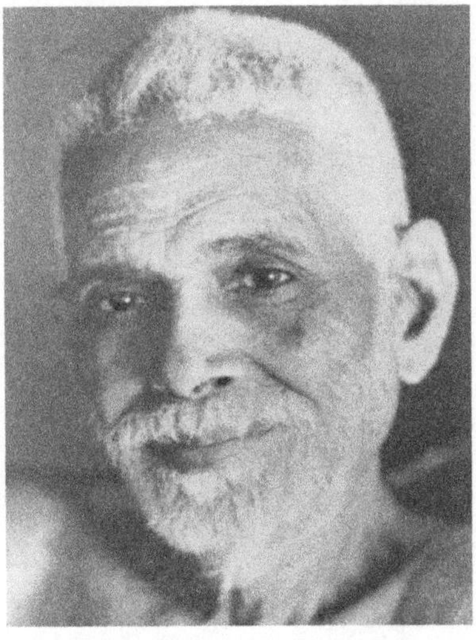

SRI BHAGAVAN RAMANA MAHARSHI

Agradecimentos

Aos meus discípulos, que me incentivaram a escrever este livro e cujo estímulo levou-me a aprofundar os meus estudos com o intuito de melhorar cada vez mais as nossas aulas. É o maior bem que eles podem me proporcionar. Agradeço igualmente ao meu companheiro Ismael e à minha filha Alice, sempre prontos a me ajudar em todos os momentos, com incentivo e críticas construtivas.

Apresentação

Mais uma vez, a Professora Nilda Fernandes compartilha com os praticantes do Yoga seus conhecimentos dessa filosofia milenar.

Detentora de vasta cultura Yoga, à qual se dedica há mais de quarenta anos, a Professora Nilda consegue unir, na prática, coração e razão. Coração, pelo amor que dedica ao ensino do Yoga, e razão, pela técnica apurada que exige de seus discípulos nas aulas.

Esta sua nova obra aborda a prática do Yoga de uma maneira inteiramente inusitada. Através da prática dos Âsana, ela demonstra que eles podem ser usados com uma finalidade importante, que é o alongamento das estruturas corporais.

A importância do alongamento dos músculos já é reconhecida por todas as especialidades que tratam da saúde do corpo, como a medicina ortopédica e a esportiva, a fisioterapia preventiva e curativa e a fisioterapia estética.

A organização dos capítulos permite ao leitor uma fácil compreensão do trabalho proposto, através da explicação científica das estruturas musculares a serem alongadas.

O fato de serem citados todos os nomes dos músculos envolvidos em cada exercício poderia dar a impressão de que sua compreensão estaria subordinada ao conhecimento prévio da anatomia humana. Nada mais falso. O objetivo dessas citações detalhadas da anatomia é dar ao praticante do Yoga em alongamento a consciência do trabalho corporal executado, de maneira a se conseguir o melhor resultado possível.

Aos que não estão familiarizados com a prática do Yoga, mas gostariam de iniciá-la com o auxílio deste livro, é aconselhável a leitura cuidadosa dos dois primeiros capítulos. Notarão o cuidado com que a Professora Nilda aborda a prática do aquecimento do corpo, indispensável à prática do alongamento.

Todos os Âsana são detalhadamente descritos quanto à maneira de se praticá-los e ilustrados com desenhos claros e precisos das posturas corporais propostas.

Desejo, ao fazer a apresentação deste livro, dar meu testemunho sobre o trabalho da Professora Nilda.

Há onze anos, comecei a frequentar as suas aulas com a finalidade de obter alívio do estresse do trabalho e da rotina diária. Pouco tempo se passou para que eu compreendesse que a prática do Yoga, sob sua orientação, não se constituía em um meio, mas em um fim em si mesmo. A prática do Yoga favorece o desenvolvimento mental através da concentração, o conhecimento e o domínio do próprio corpo, a consciência de nossas limitações e das potencialidades, proporcionando uma enorme satisfação interior.

Tenho certeza de que este livro será extremamente útil aos que já conhecem os benefícios do Yoga, assim como aos que desejam se iniciar nessa prática milenar.

Brasília, 19 junho de 2002
Dra. Marisa Bouchardet da Fonseca

Sumário

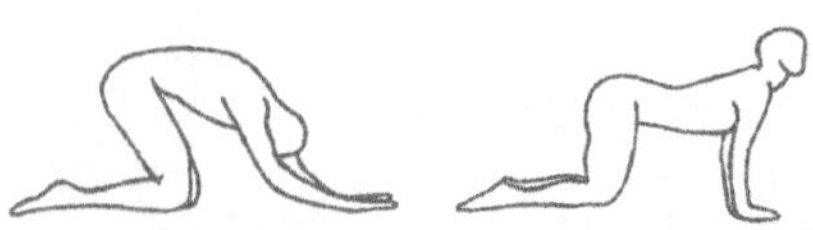

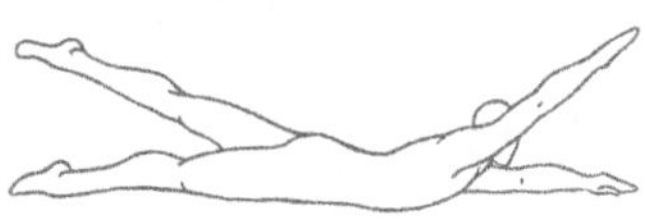

Prefácio

Na atualidade, o mundo dos exercícios físicos parece ter descoberto, com grande surpresa, uma nova modalidade: o milenar alongamento.

Trata-se, de fato, de uma prática necessária e salutar que, além de seus inegáveis benefícios para o desempenho das várias modalidades de exercícios, aporta ao ser humano a consciência da beleza dos movimentos, aliada ao conhecimento sobre o delicado e complexo funcionamento das partes envolvidas.

As posturas de Yoga, práticas físicas que envolvem dinamismo e imobilidade, efetuam-se através do alongamento de grupos musculares.

O alongamento é um trabalho contínuo de extensão destes grupos musculares, durante um período de tempo, com o objetivo de lhes proporcionar maior flexibilidade.

Após quarenta anos trabalhando com movimento do corpo humano em Yoga, ampliei meus conhecimentos em relação à flexibilidade observando os meus alunos. Por essa razão, procuro, através deste livro, passar a outros as experiências obtidas durante esse longo período de trabalho, feito com pequenos grupos de dez a quinze participantes.

Para que pudesse chegar a conclusões válidas, realizei medições da flexibilidade dos músculos, das articulações e da capacidade respiratória, transcrevendo os dados para uma ficha dentro de uma tabela de avaliação.

Cada participante teve uma ficha preenchida com os resultados das medições do primeiro semestre; no fim do segundo semestre, usando o mesmo método de medições, comparei o desenvolvimento de cada aluno.

Com esse material, cheguei à conclusão de que o corpo responde a todos os movimentos de Yoga, em alongamento, tornando os músculos e as articulações mais fortes e flexíveis.

O trabalho com o corpo é muito gratificante pela maneira como desenvolve não só o físico mas também a mente. É como o renascimento do corpo, com novas sensações, novas emoções, porque o participante começa a se conhecer através da respiração correta, isto é, colocada no lugar certo em cada postura, obtendo maior concentração e conhecimento de seus músculos e articulações.

Se os músculos são a sustentação do nosso corpo, devemos mantê-los exercitados para que não percam a flexibilidade ou se atrofiem. Os exercícios de Yoga, adaptáveis a cada caso são também aplicáveis às pessoas portadoras de limitação física devido a doenças crônicas, acidentes etc.

Além do maior conhecimento do corpo, a saúde é também beneficiada. Dessa forma, as posturas de Yoga devem ser feitas de maneira consciente, em todas as etapas do movimento, a fim de se obter um resultado inteiramente satisfatório, sentindo e conhecendo os benefícios advindos dessa maneira de executar um programa.

Neste livro, descrevo algumas posturas de Yoga, demonstrando o alongamento afetuado durante sua execução, assim como o aquecimento prévio para seu melhor desempenho.

Dedico uma atenção especial ao funcionamento do corpo em alongamento, analisando separadamente o trabalho de cada parte – pés, joelhos, quadris, bacia, coluna, caixa torácica e cintura escapular, incluindo-se os braços e mãos.

Finalmente, encerrei o livro com a convicção de que podemos ter consciência do corpo humano na sua plenitude, com Yoga em alongamento.

Introdução

O movimento é uma necessidade fisiológica básica do corpo.

Hoje em dia, tem-se observado mais o trabalho do corpo em alongamento, não só antes como após cada prática do esporte, da ginástica etc.

A vida sedentária acarreta uma série de problemas de saúde, como a má circulação, a falta do tônus muscular, o endurecimento das articulações, a dificuldade de respiração e a maior tendência à osteoporose.

Pode-se, mesmo, concluir que uma grande parte da falta de saúde no homem é consequência da inatividade física.

Na década de 1970, houve uma mudança conceitual em relação ao trabalho corporal: a prevenção das doenças tornou-se uma diretriz muito importante, considerando-se o movimento do corpo como um caminho real para uma boa saúde física e mental – com a circulação que se processa com mais facilidade por todo o corpo, inclusive o cérebro, que é bastante beneficiado.

Fazer alongamento é muito agradável – praticá-lo de maneira correta é uma atividade física essencial à nossa vida.

Com esse trabalho, há uma melhora acentuada dos sistemas cardiovascular e respiratório, ficando os músculos mais tonificados, controlando-se dessa maneira o estresse.

O sedentarismo propicia o aumento da gordura.

Aquele que, depois dos 20 anos, não pratica nenhum exercício perde progressivamente a massa muscular, substituída por gordura e ocorrendo, como consequência, uma diminuição da massa óssea, podendo chegar cedo à osteoporose.

A capacidade pulmonar fica reduzida e a pessoa fragilizada está mais sujeita a doenças como pneumonia, bronquite etc.

Os músculos são a sustentação do nosso corpo e, com a falta de exercícios, podem atrofiar-se e perder a flexibilidade. Sabemos também que os exercícios físicos aumentam a capacidade do aparelho circulatório, trazendo maior volume de sangue às artérias coronárias. Os pulmões são bastante beneficiados com a melhor circulação provocada pelos exercícios físicos: os alvéolos pulmonares aumentam de volume, trazendo mais oxigênio ao organismo.

Pode-se acrescentar a importância de uma alimentação saudável sem gorduras, frituras e excesso de açúcar.

Os ossos ficam mais permeáveis, facilitando a troca de nutrientes, pois eles precisam da irrigação sanguínea, de onde retiram os elementos necessários para as suas células, preservando sua densidade.

As articulações são importantes no aparelho locomotor, dando uma grande amplitude de movimentos.

Elas não têm circulação, porém apresentam o chamado líquido sinovial (uma substância viscosa, transparente, formada por água e proteína, que lubrifica as articulações). Na falta de atividade física, esse líquido se resseca e aparecem problemas articulares – as cartilagens se desgastam e formam uma artrose (osso contra osso).

A prática de exercícios físicos melhora a qualidade do sono, combatendo o estresse, liberando a endorfina, um neurotransmissor, cuja finalidade é aliviar a dor e a ansiedade, estimulando o interesse, a atenção e a concentração. O humor pode mudar com a serotonina, que estimula o sono e controla a dor, aumenta a memorização e o raciocínio. Esses neurotransmissores são liberados através de exercícios físicos e mentais.

Aquecimento

O aquecimento se faz necessário antes de qualquer atividade física, desde o alongamento no Yoga ou uma simples caminhada, até as práticas esportivas.

O aquecimento, como o próprio nome diz, visa elevar a temperatura corporal interna, trabalhando os grandes grupos musculares, com a finalidade de evitar a possibilidade de lesões.

Um alongamento sem aquecimento prévio apresenta risco de lesões. Quanto maior for a temperatura interna do corpo do praticante, menos sujeito estará a danos nos músculos e nas articulações. Em estudos feitos nesse sentido, chegou-se à conclusão de que o estado térmico interno ideal do corpo situa-se entre 37 e 39 graus centígrados; outros autores dão entre 38 e 40 graus centígrados, o que permite desenvolver bem a flexibilidade, sem causar danos aos músculos, articulações e ligamentos. Nessa temperatura, as fibras do colágeno são estimuladas em todas as partes do corpo. Elas fibras se destinam a resistir, sobretudo, à força de tração; por essa razão, apresentam um alto grau de resistência à distensão. O diâmetro dessas fibras de colágeno varia, dependendo da solicitação e da idade.

No caso de uma imobilização prolongada da articulação, como uma fratura óssea, há um encurtamento dessas fibras de colágeno no local afetado, provocando uma rigidez transitória na articulação, que desaparece com exercícios.

O aquecimento deve adequar-se a cada tipo de trabalho muscular.

O aquecimento antes do exercício ou da postura de Yoga deverá ser executado para evitar distensões musculares e, acima de tudo, para preparar o sistema cardiovascular, aumentando a temperatura do corpo e controlando o metabolismo.

É importante que, após o aquecimento e o início da atividade física, a pausa seja no máximo de 15 minutos. Caso se estenda por mais tempo, o praticante não deve ficar em pé, parado ou sentado, mas procurar movimentar o corpo, para não perder o aquecimento.

O aquecimento pode ser local e geral, conforme o exercício a que este se propõe. Se este for abrangente para todos os músculos e articulações, é indicado o aquecimento geral. Trabalhando-se apenas um grupo muscular, deve-se fazer o aquecimento local.

No caso de uma aula de Yoga, em que os movimentos são abrangentes a todos os músculos, é aconselhável o tipo ativo e geral.

Exemplo de duas posturas executadas dinamicamente como aquecimento:

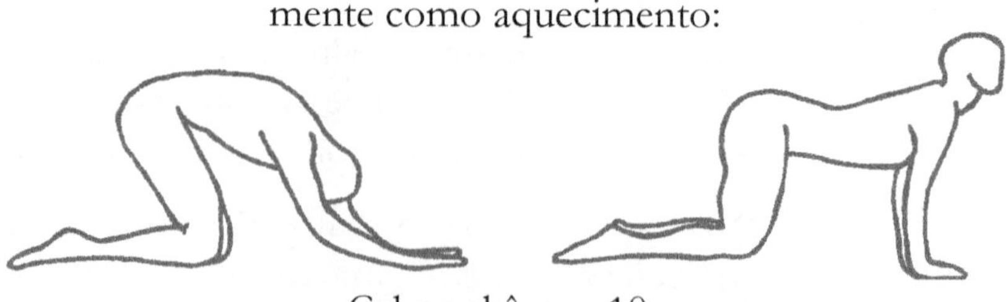

Cakravakâsana 10x

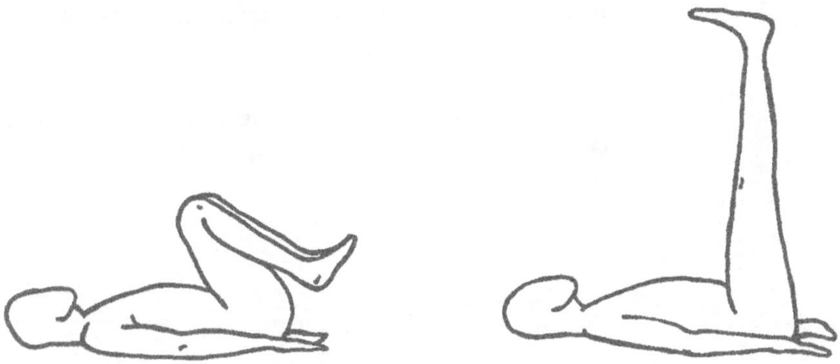

Pasrita Paddhâsana 10x

Executando estas posturas, o praticante iniciante que nelas se mantenha durante algum tempo poderá sentir dores musculares sob as escápulas. É preciso, portanto, preparar o corpo para evitar os inconvenientes por se manter uma postura durante algum tempo.

No caso de um alongamento em Sukâsana (sentar com as pernas dobradas – a postura da felicidade), as pernas ficam dobradas para frente durante alguns segundos, sendo aconselhável o aquecimento prévio dos tornozelos, joelhos e quadris, para melhorar a circulação geral. Nessa postura, uma grande parte da massa sanguínea é retida nas veias das pernas e vísceras abdominais. A contração leva o sangue para o músculo, e o alongamento promove o seu progresso. Ao mesmo tempo, deve-se respirar com profundidade. Assim, as fibras musculares são oxigenadas, e a circulação ganha os capilares, aquecendo a pele.

Exemplos de alguns movimentos para aquecimento:

a) deitar de costas com as pernas unidas e elevadas; afastá-las e uni-las algumas vezes;

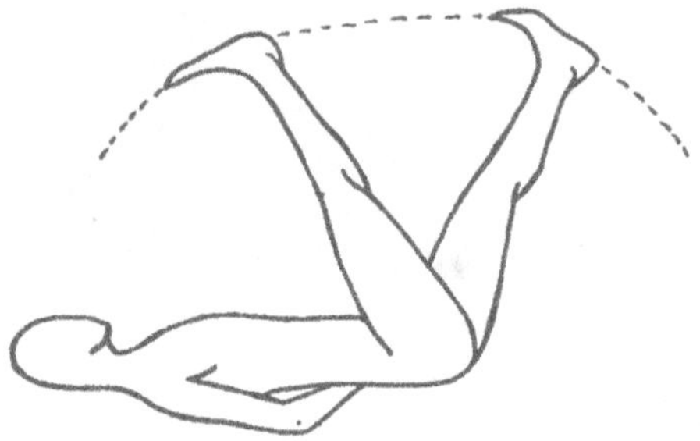

b) deitar de costas, dobrar uma perna de encontro ao peito. A outra fica esticada fazendo movimentos para cima e para baixo. Fazer o mesmo com a outra perna.

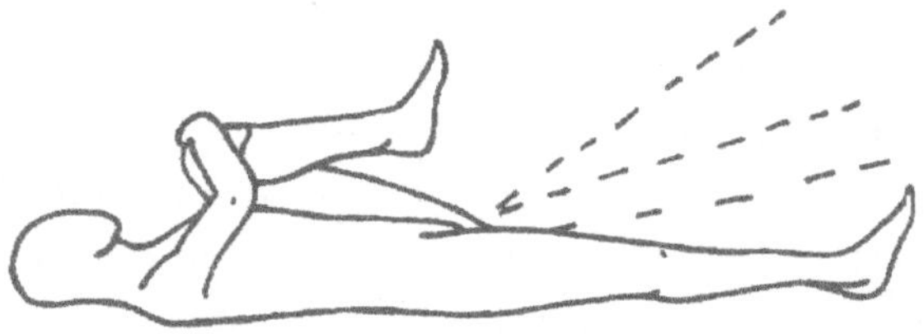

No alongamento como no Yoga, o procedimento é o mesmo; conforme o grupo muscular que for ativado, o aquecimento será específico para este exercício. Para o trabalho de alongamento dos adutores das coxas, o aquecimento se faz dinamicamente, abrindo e fechando as pernas, objetivando aquecer os adutores das coxas.

Alongamento

O alongamento é utilizado com a finalidade de preparar os grupos musculares, articulações e ligamentos para maior flexibilidade e melhor desempenho nas práticas físicas.

O alongamento de que tratamos aqui é o estiramento consciente, almejando seus benefícios.

Os iogues sempre souberam destes benefícios e as posturas de Yoga nada mais são do que uma sequência de estiramentos e contrações, desempenhadas de forma consciente e atenta, visando uma longa permanência em imobilidade. Ao se imobilizar numa postura, o músculo em estiramento será esvaziado de sangue e, ao voltar lentamente ao seu estado normal, receberá um novo afluxo sanguíneo, do qual se beneficiará, assim como as regiões circunvizinhas.

Levar um músculo a uma situação de estiramento fará com que incorpore à sua memória este novo limite, o que lhe confere maior flexibilidade.

O que se entende por flexibilidade?

Pode-se dizer que é a mobilidade de uma articulação ou a amplitude dos movimentos, estando relacionada com a estrutura da articulação e a maneira como ela funciona. Quando as articulações dos quadris e das espáduas são flexíveis, permitem melhor movimento das articulações dos joelhos e dos membros superiores.

Quando os músculos são curtos, a mobilidade das articulações é reduzida. Se os músculos da panturrilha são curtos, eles submetem os pés a um grande esforço, resultando numa inflamação dolorosa no tendão de Aquiles.

A flexibilidade é importante, também, para manter uma boa postura do corpo, dando uma atitude postural correta e, ao mesmo tempo, uma sensação de confiança.

A falta de flexibilidade se traduz numa postura desfavorável, desequilibrando as funções no nível das costas, dos quadris e do pescoço, provocando desvios de certas partes do corpo, ocasionando fadiga, nervosismo e uma postura desastrosa.

A tensão muscular que resulta em fadiga das articulações e em lesão dos ligamentos e das cartilagens, às vezes, é a causa de deformações, quando, então, observamos que o tórax apresenta músculos curtos e espáduas frágeis. Com as espáduas arredondadas, uma caixa torácica apertada leva à redução da capacidade respiratória. Quando os músculos flexores dos quadris são endurecidos e os ísquios (músculo posterior das coxas) das pernas são curtos, assim como a parte inferior das costas, surge uma lombalgia crônica ou uma penosa ciática. Uma cabeça que se desloca muito para frente, favorece as dores de cabeça, vertigens, além de uma tensão permanente dos músculos da região cervical, tensão dolorosa do pescoço e das espáduas.

Qual será o limite de uma flexibilidade?

Quando uma articulação entra em funcionamento, o primeiro obstáculo que deve vencer é a resistência do tecido conjuntivo, que limita sua amplitude natural.

A cápsula articular, os tendões e os ligamentos são compostos de colágeno – um tecido conjuntivo não elástico que permite o alongamento dos músculos e, entre outros elementos, apresenta três tipos de fibras: as elásticas, as colágenas e as fibras de reticulina.

As fibras colágenas são encontradas praticamente em todas as partes do corpo, apresentando uma resistência às forças de tração e, por essa razão, resistem bem à distensão.

No caso de uma imobilização prolongada da articulação, como uma fratura óssea, por exemplo, ocorre o encurtamento das fibras colágenas do local afetado, o que pode ser corrigido através de exercícios.

As fibras elásticas, como seu próprio nome diz, caracterizam-se pela capacidade de distensão; chegam a alcançar até 150% do seu comprimento. Cessando a tração aplicada, elas voltam ao seu comprimento normal. São encontradas nos órgãos que atuam em distensão, como o pulmão.

O tecido muscular é importante no trabalho do corpo humano. A contratibilidade é uma característica do tecido muscular. O músculo, pode-se afirmar, é um órgão com característica motora, formado por um grande número de células musculares. O tecido muscular é sempre acompanhado do tecido conjuntivo.

A musculatura divide-se em lisa e estriada.

A lisa verifica-se sempre onde há uma contração prolongada, sendo encontrada no sistema vascular, no trato digestivo, na bexiga etc.

A estriada é do aparelho locomotor. O elemento contrátil da musculatura é representado pela fibra muscular. Um sistema de envoltórios formado por fibras colágenas e elásticas reúne estas fibras musculares, formando feixes primários e secundários e, por fim, os músculos.

Há uma pecularidade na fibra muscular, com funções distintas:

a) fibras rápidas – entram em ação nas contrações musculares rápidas, intensivas e vigorosas. Exemplo: o músculo gastrocnêmio na panturrilha, que é acionado em movimentos rápidos, nos saltos e em forças muito grandes;

b) fibras lentas – entram em trabalho de pequena intensidade. Exemplo: o músculo sóleo, que entra em ação nos movimentos que exigem resistência e trabalho prolongado.

No primeiro caso, temos movimentos como corridas, saltos e, no Yoga, movimentos dinâmicos na postura de Uttanâsana* em aquecimento e nos saltos, quando em encadeamento.

* Uttanâsana – postura de flexão anterior com um alongamento intenso posterior.

No segundo caso, a mesma postura de Uttanâsana estaticamente.

O corpo, em alongamento, no Yoga, alcança os seguintes resultados:

a) influencia os órgãos do corpo diretamente, como os músculos, as articulações, os ligamentos, as vísceras etc.;

b) influencia o sistema nervoso autônomo. "Para que tudo isso aconteça, é preciso ter motivação" *Dr. Gharote*, no livro "Técnicas de Yoga".

Yoga em alongamento

Fala-se muito em alongamento como um assunto inteiramente novo – uma descoberta – para se usar antes e depois de cada exercício físico e de todas as modalidades de esporte. Esse enfoque tem auxiliado bastante os atletas de diversas categorias, com o objetivo de proteger musculatura e articulações.

A finalidade principal ao estirar os músculos é obter maior agilidade e melhor postura. Em consequência, a força é desenvolvida, assim como a coordenação dos movimentos, prevenindo os traumatismos, que eram tão comuns em tempos passados. Hoje, com a medicina dos esportes, há uma nova visão do atleta. Observa-se o que chamamos de "mandamentos do alongamento", que são em número de dez e podem ser aplicados tranquilamente às posturas de Yoga.

Os Dez Mandamentos do Alongamento:

1) Procurar um lugar adequado, onde se possa concentrar sem interrupções. Os movimentos não podem ser feitos mecanicamente, porém conscientemente. Exatamente como se deve proceder no Yoga ao fazer os Âsana*, esses movimentos devem ser feitos com consciência e lentidão;

2) Usar roupas confortáveis, não apertadas, evitando-se obstruir a circulação e entravar

* Âsana – palavra sânscrita, masculina, que quer dizer postura, posição. Lê-se "âssana".

os movimentos. O mesmo conselho deve ser dado aos praticantes de Yoga: nada de roupas apertadas;

3) Aquecer o corpo antes de alongar, para ativar a circulação e abrandar a rigidez dos músculos. Para um trabalho perfeito na execução das posturas de Yoga, é necessário aquecer os músculos, o que se faz com os próprios Âsana dinamicamente;

4) Aprender a ouvir o corpo. Os exercícios devem ser lentos; estirando o músculo sem dor, com movimentos suaves e agradáveis. O corpo fala: é preciso conhecer a sua linguagem; a dor é uma forma de comunicação do músculo, traduzindo que o exercício é muito forte ou que o corpo não está acostumado a ele;

5) Respirar com ritmo, procurando relaxar bem os músculos através da expiração alongada. Concentrar-se na respiração. A respiração em Yoga é primordial. No esforço, deve-se inspirar; no relaxamento e no alongamento, a expiração é indicada;

6) Levar a atenção para o músculo que será trabalhado. Ao trabalhar em Yoga, diversos músculos são acionados, porém, a atenção fica voltada para aquele que é mais solicitado na postura;

7) Trabalhar simetricamente. Os movimentos são bilaterais. Nas posturas de torções, os movimentos são também bilaterais;

8) Obedecer ao próprio ritmo. O alongamento não deve ser doloroso. Ao sentir dor, parar.

Não ter pressa e avançar progressivamente, sem competições. O ritmo em Yoga deve ser lento, pois o praticante se observa melhor. No caso de dor, parar, recomeçando com mais cuidado, para evitar distensões;

9) Manter-se na posição durante o tempo em que se sentir bem. No caso de se ter ficado muito tempo sem fazer exercícios e os músculos terem perdido a elasticidade, deve-se começar com muito cuidado, com movimentos lentos e leves, deixando sempre um descanso para os músculos. Esse mandamento também se aplica ao trabalho de Yoga; cada um tem o seu limite, que deve ser respeitado;

10) Fazer uma curva progressiva do seu desenvolvimento todos os meses. Observar o seu corpo durante os Âsana e fazer uma avaliação.

Por que se afirma que o Yoga é um alongamento?

Em primeiro lugar, porque os dez mandamentos do alongamento são perfeitos para as posturas do Yoga.

Para o aquecimento, em Yoga, usa-se uma postura dinâmica, o que não significa movimento muito rápido – fase dinâmica.

Na fase do alongamento – fase estática – o movimento é feito lentamente, mantendo-se a postura por alguns segundos, com ritmo respiratório.

No próximo segmento serão apresentados exemplos detalhados de algumas posturas mais conhecidas.

Trikonâsana

Esta postura mantém a flexibilidade da coluna e tonifica e rejuvenesce o sistema nervoso. O estiramento brando e a torção, dobrando o corpo, permitem uma flexibilidade das articulações e dos músculos do corpo, produzindo assim, uma massagem nas glândulas e nos órgãos internos.

Esse movimento melhora ainda a circulação, assegurando um rico suplemento de nutrientes e oxigênio para todas as células do corpo. Esta postura ativa os rins e é indicada para aqueles que têm problemas nesses órgãos. Tem a propriedade de aliviar a ansiedade e a hipocondria; reduz o estresse mental.

1ª. fase (figura 1):

a) manter a cabeça, o queixo e a coluna estirados, assim como a parte anterior do corpo;

b) os braços ficam estendidos e relaxados lateralmente ao longo do corpo;

c) os joelhos ficam estirados, porém relaxados. Ter cuidado com os joelhos;

d) deixar o peso do corpo balanceado entre os dois pés, mantendo-os afastados cerca de quatro palmos.

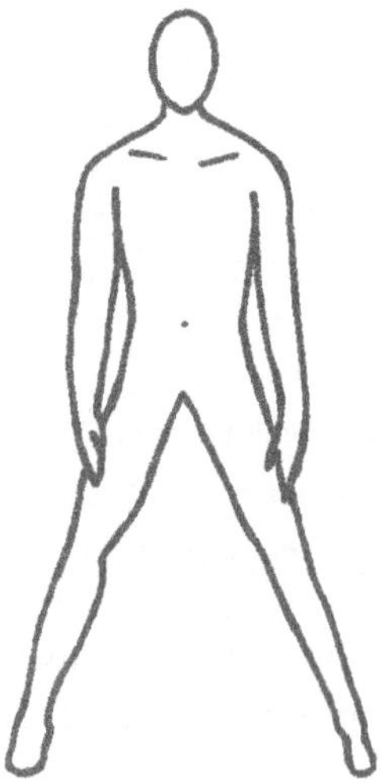

figura 1

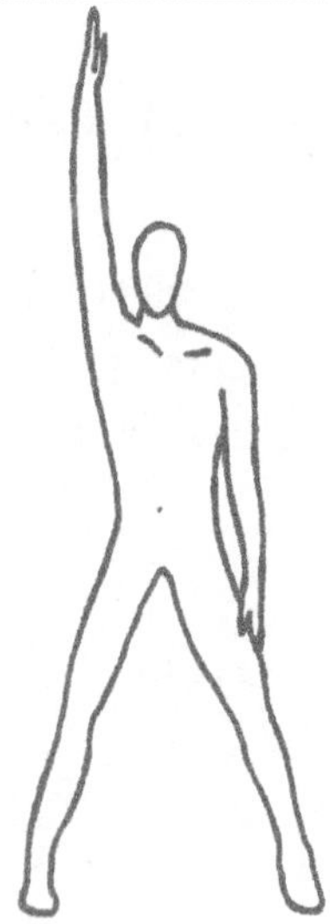

figura 2

2ª. fase (figura 2):

a) numa inspiração, elevar o braço direito acima da cabeça, começando a estirar a cintura e todo o lado direito. Não deixar o tronco inclinar-se para frente;

b) a mão esquerda mantém-se relaxada ao longo do corpo.

3ª. fase (figuras 3 e 4):

a) a mão esquerda se eleva na altura do ombro, na horizontal;

b) inclinar o corpo para a esquerda com uma expiração lenta e ritmada, manter-se na posição cerca de trinta segundos e, gradualmente, ir aumentando o tempo, tentando levar a mão, o mais baixo possível, em direção ao chão;

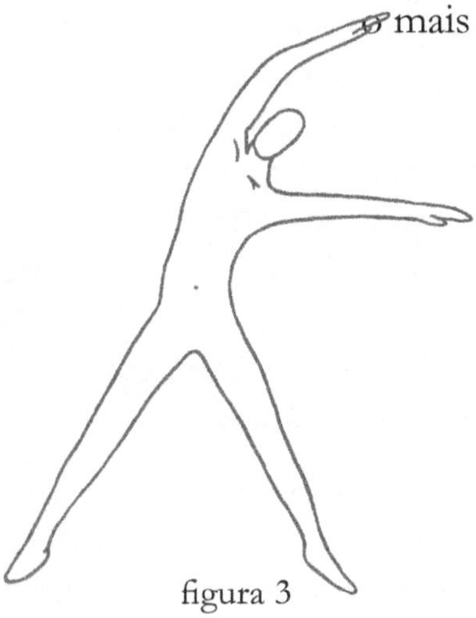

figura 3

c) o corpo permanece em um excelente e completo alongamento. Todos os músculos são afetados, principalmente o lado direito do corpo, incluindo os músculos dos joelhos, pernas, quadril e braços. Esta postura completa proporciona o estiramento lateral do corpo;

d) inspirando, retornar ao centro do corpo e repetir para o outro lado;

e) para uma melhor performance, repetir duas vezes de cada lado.

Músculos mais importantes trabalhados nesta postura:

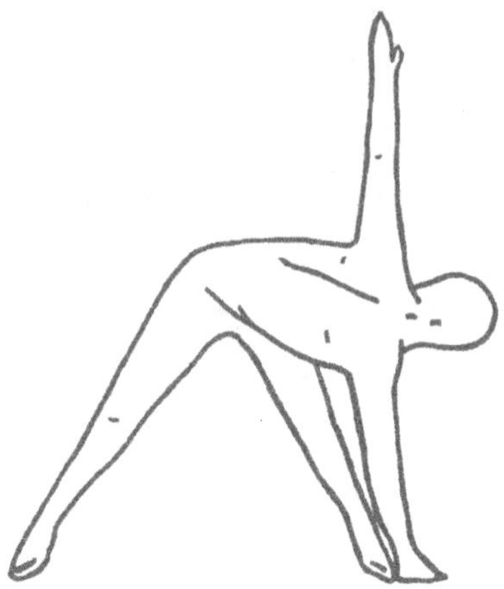

figura 4

a) pernas e coxas: adutores, quadríceps, ísquios femorais, glúteos médio e pequeno, tensor da fáscia-lata;

b) tronco: grande peitoral, iliopsoas, reto abdominal, grande dorsal, quadrado dos lombos;

c) espáduas: deltóide anterior e médio.

Exemplos de Âsana que podem ajudar a postura de Trikonâsana:

O alongamento estático se caracteriza pelo tempo em que se fica em cada posição, dando a oportunidade de estender o músculo. Este trabalho serve igualmente para o Yoga, com o objetivo de alongar, com a diferença de que, neste caso, o alongamento é inteiramente consciente, porque se deve observar o músculo que está alongando e o que deve ficar tenso, a que chamamos de suporte. A respiração é primordial, principalmente a expiração que deve ser alongada.

Feita esta observação, vamos para as posturas que ajudam, no Trikonâsana, a soltar, alongar e flexionar o corpo, proporcionando mais elasticidade da coluna.

Pârshva Uttanâsana

De pé, dar um passo à frente com a perna direita. Os joelhos são estirados (sem força). Deve-se manter um ângulo mais ou menos de 60° entre uma perna e outra. Os braços esticados acima da cabeça, inspirando, manter a cabeça e a coluna numa mesma linha de estiramento; flexionar o quadril, descer o corpo em direção à perna que está à frente, colocando as duas mãos sobre o chão durante a expiração.

Principais músculos que trabalham nesta postura:

a) pernas: longo posterior;

b) coxas: quadríceps-crural, ísquios, adutores;

c) bacia: pequeno e médio glúteo, tensor da fáscia-lata, iliopsoas;

d) tronco: grande dorsal, quadrado dos lombos.

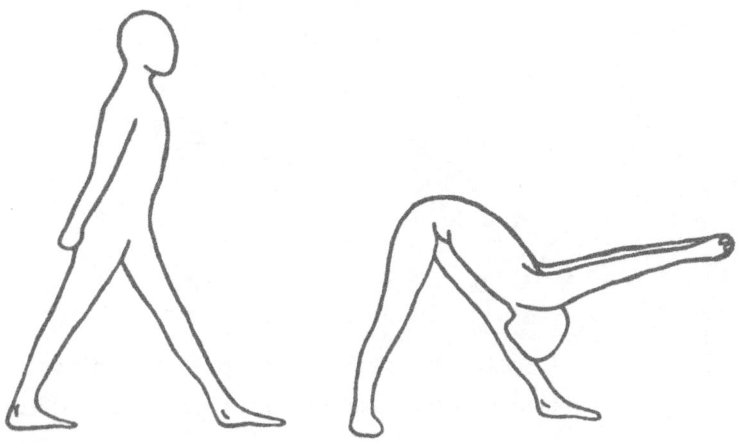

Utthita Pârshva Konâsana

Esta postura mantém o corpo estirado. A perna esquerda dá um passo à frente; dobrar o joelho, ultrapassando o pé. A mão esquerda encosta no chão por dentro da perna esquerda. A outra perna (direita), bem esticada, mantendo-se o braço erguido no alinhamento da perna. Uma vez na postura completa, expirar.

Principais músculos dessa postura:

a) tronco: abdominais, quadrado lombar, iliopsoas, grande dorsal, espinhoso;

b) coxas: tensor da fáscia-lata.

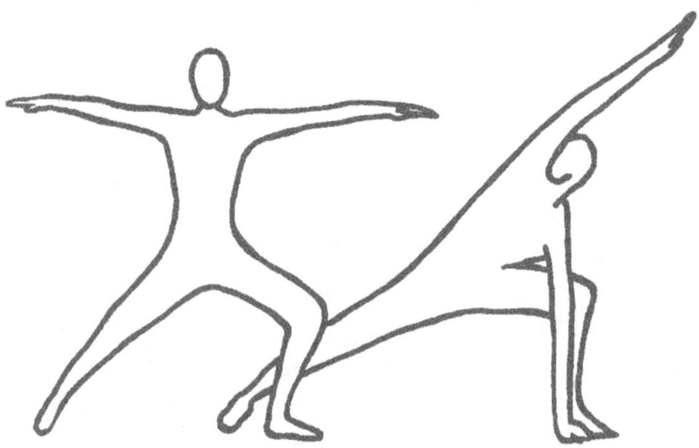

Estes dois movimentos podem ser considerados como variantes da Trikonâsana. Apresentam, estaticamente, um possante alongamento dos músculos laterais do corpo, das pernas e dos braços.

Sarvangâsana

Conhecida também como a postura da vela.

É uma postura de inversão que beneficia todo o corpo. Ao iniciar o movimento, tem-se a impressão de que o corpo se inclina para trás, mas é apenas uma impressão, porque o seu trabalho é exatamente ao contrário, com um alongamento das regiões das omoplatas, do pescoço e das regiões baixas do corpo.

Benefícios terapêuticos desta postura:

Como é uma postura de inversão, há um aporte maior de sangue arterial oxigenado para a cabeça, os órgãos dos sentidos e o cérebro.

O trabalho em termos de extensão muscular raquidiana e abdominal é muito intenso, beneficiando o fígado e o baço.

Ao pressionar-se o queixo contra a garganta, um suplemento rico de sangue é levado à área das glândulas tireóides, paratireóides e salivares, ajudando a manter o seu nível próprio de atividade.

Centraliza uma provisão de sangue na coluna vertebral, alongando-a, fortalecendo-a e aumentando a sua elasticidade.

Alivia as varizes e pode até curá-las, se a prática for constante.

Nas vias respiratórias, o benefício é enorme: promove a respiração abdominal, massageia o coração e a região dos pulmões.

Induz o sono e aumenta o vigor físico e mental. É indicado para a insônia e a depressão.

É euforizante. A pessoa que pratica esse Âsana constantemente sente alegria de viver.

Estimula a corrente prânica do estômago, do intestino delgado, do sistema urinário, da bexiga, do períneo e do meridiano dos rins.

Os exercícios seguintes têm como objetivo alongar os músculos do abdome e os músculos das costas, na parte baixa.

1ª. etapa

Começa-se o movimento deitado, com a parte posterior do corpo toda encostada no chão, com as pernas unidas e braços ao lado do corpo. Manter o queixo em Jalandhara Bhanda, alongando a cervical toda encostada no chão, isto é, trazendo o queixo como se fosse encostá-lo na parte superior do peito;

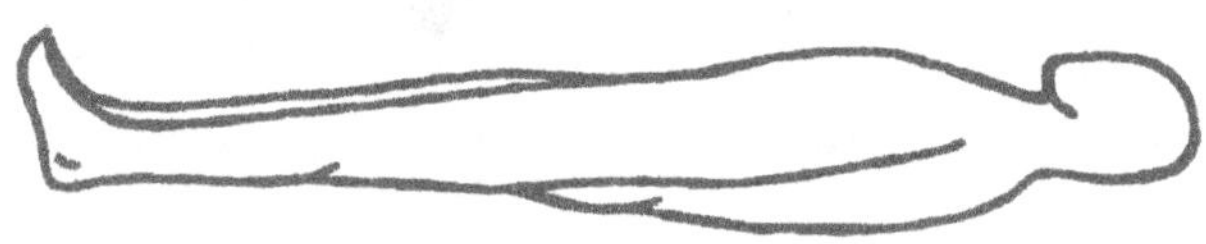

2ª. etapa

Inspirar elevando a perna direita, expirar descendo a perna. Deve ser feito duas vezes de cada lado, mantendo a respiração ritmada. Repetir com a perna esquerda.

Praticar esse exercício três vezes de cada lado. Importante: a perna que fica no chão deve ficar completamente esticada.

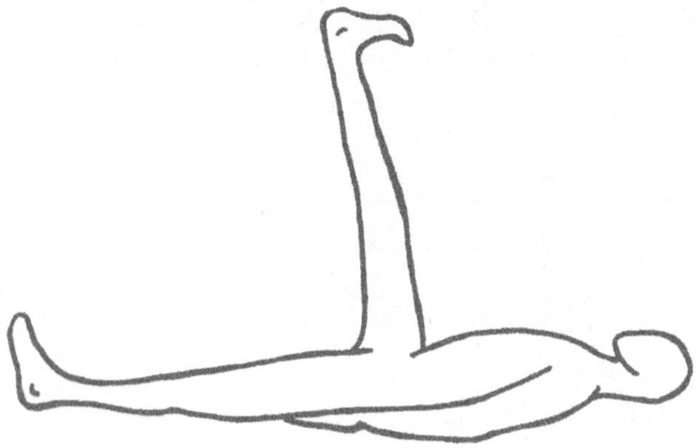

3ª. etapa

Elevar a perna direita e segurá-la com uma das mãos. Manter-se algum tempo nessa posição. Depois, trabalhar com a perna esquerda. Executar três vezes de cada lado. Manter as duas pernas estiradas, sem dobrar os joelhos, para não perder o benefício;

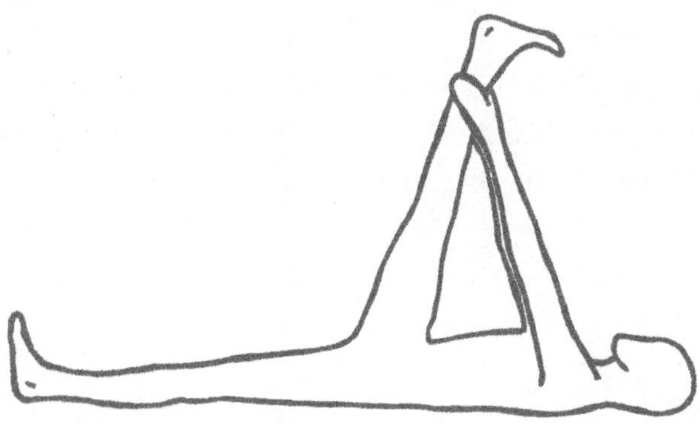

4ª. etapa

Manter a perna elevada. Segurando-a com as duas mãos, trazer a cabeça ao joelho, inspirando. Retornar a cabeça ao chão, soltando a perna devagar, expirando. Repetir o mesmo movimento do outro lado. Executar três vezes;

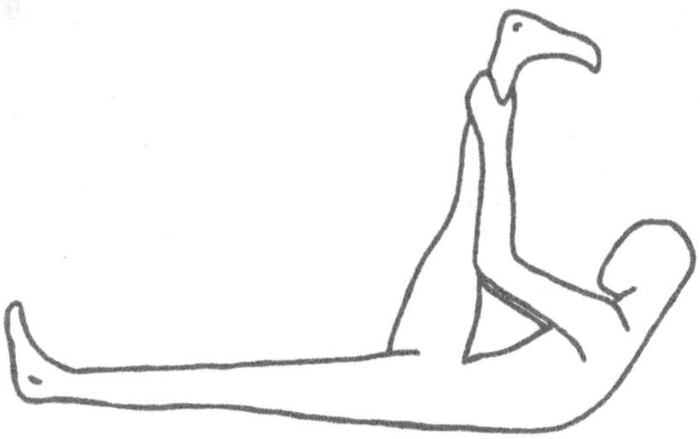

5ª. etapa

Trabalhar com as duas pernas levantadas. Numa inspiração, elevar as duas pernas, mantendo-as juntas. Costas e cabeça no solo, queixo em Jalandhara Bhanda. Sem arquear as costas, formar um ângulo reto com o seu corpo. Manter as mãos na altura das nádegas. Expirando, devagar, baixar as pernas, até encostá-las novamente no chão. Repetir de 5 a 10 vezes. Se você tem as costas fracas, praticar primeiro com uma perna de cada vez, até sentir os músculos mais fortes;

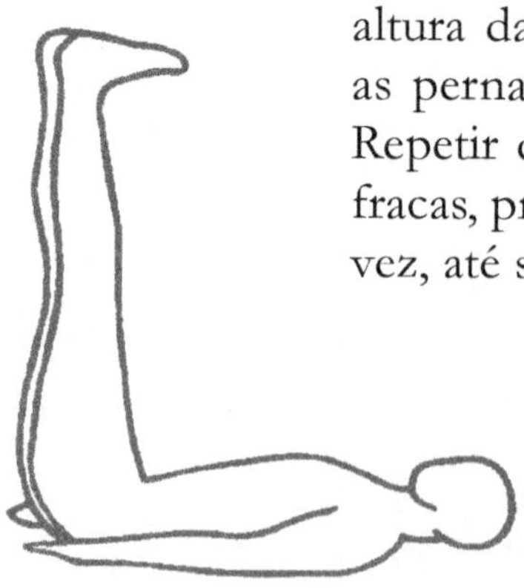

6ª. etapa

Numa inspiração, elevar o quadril com o auxílio das mãos sob as costas. Continuar neste movimento gradual até descansar o corpo sobre as escápulas. Nunca se mover rapidamente. Na postura, relaxar os pés e a barriga das pernas, mantendo as mãos com os dedos juntos.

Se, no começo, sentir cãibra, curvar os joelhos ligeiramente, por poucos segundos, para aliviar a tensão. Manter os cotovelos fechados e levar o peso do corpo gradualmente para os ombros. Ficar na posição alguns segundos. Esticar as costas o máximo possível, pelo menos durante 30 segundos, e ir aumentando até chegar a um limite entre um e três minutos. Para sair da posição, começar baixando os pés para 45° sobre a cabeça, colocando as mãos no chão e gradualmente descendo as costas, desenrolando o corpo e relaxando. Além dos benefícios citados, esta posição fortalece as tireóides, que supervisionam as outras glândulas, promove o crescimento e o desenvolvimento do corpo, regula o metabolismo e a produção de calor, além de controlar o ritmo do coração.

Esta postura também promove um forte alongamento das costas e das pernas.

Músculos que trabalham nesta postura:

a) tronco: escalenos, esterno-cleido-mastóideo, deltóide, rombóide, grande e pequeno redondo;

b) bacia: iliopsoas, espinhais;

c) pescoço: trapézio, espinhais da nuca.

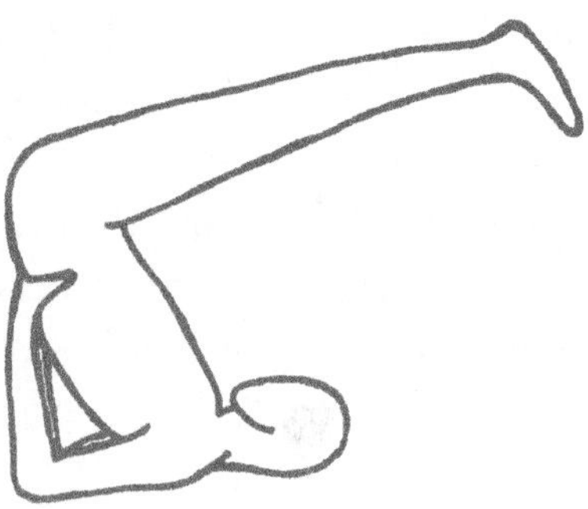

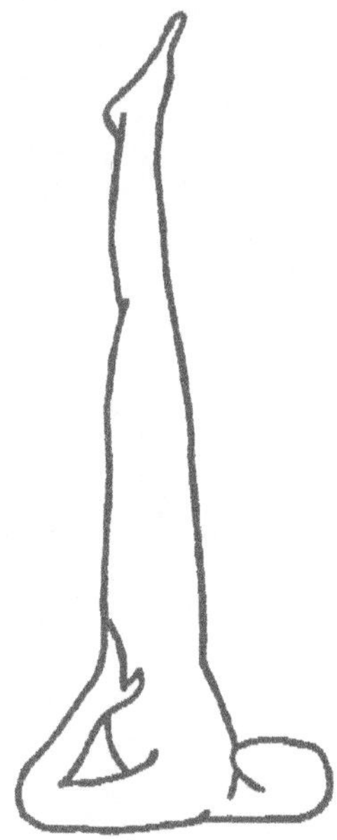

Matsyâsana

Matsyâsana, também conhecida como a postura do peixe.

Matsya foi uma encarnação de Vishnu, um dos deuses de tríade do hinduísmo.

Esta postura pode ser executada de duas maneiras. Começar deitado com as pernas esticadas, o que é aconselhável para os principiantes, ou sentado para os mais adiantados.

Primeira opção:

Deitar de costas, com as pernas e pés unidos, manter os joelhos esticados, as mãos com as palmas para baixo, sob as coxas ou em anjali-astra-mudra (as mãos unidas em cima do peito). Com um pequeno impulso, erguer o peito do solo e dobrar o pescoço, colocando a parte superior da cabeça no chão.

Ficar alguns segundos; quando muito, dois minutos.

A respiração é abdominal durante a imobilização da postura, que não deve ultrapassar três minutos para não ocasionar disfunção da tireóide. Ao desmanchar a postura, movimentar a cabeça de um lado para outro. Relaxar o corpo. Esta postura deve ser feita uma única vez.

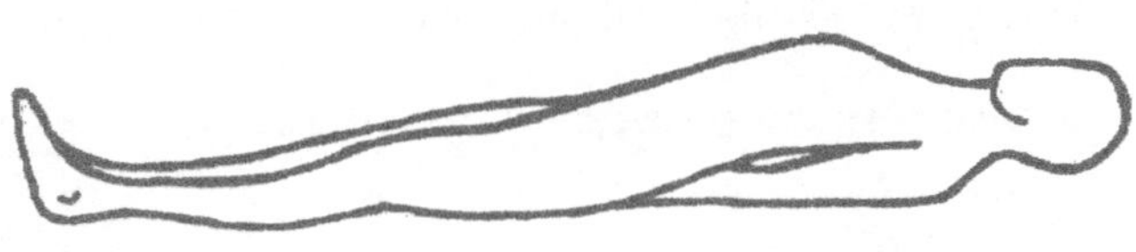

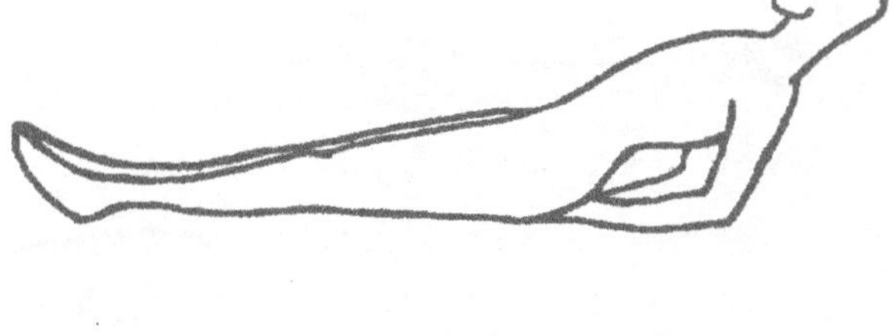

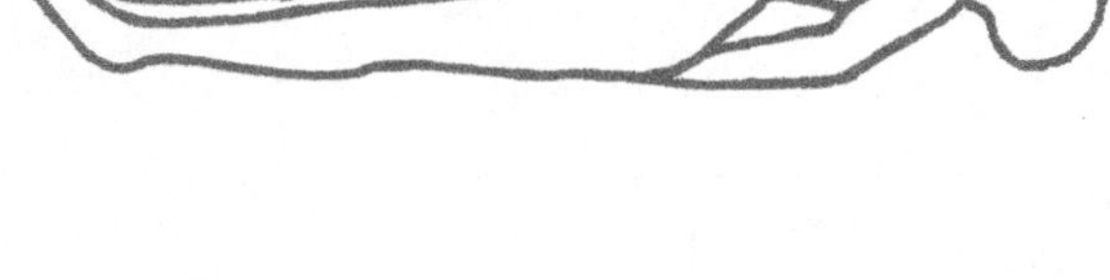

Segunda opção:

Sentar com as pernas em Padmâsana ou em Sukhâsana, inclinando para trás o corpo devagar, mantendo um arco com a coluna, dobrando o pescoço e encostando a parte superior da cabeça no chão. As mãos ficam segurando os pés ou em anjali-astra-mudra, respiração abdominal durante a imobilização da postura. Como acima, ao desmanchar a postura, girar a cabeça de um lado para o outro.

Trabalho das posturas: Hiperextensão do pescoço; extensão do tórax, da lombar e do sacrolombar; flexão dos joelhos e dos tornozelos.

Músculos solicitados nesta postura:

Pescoço: musculatura anterior do pescoço.

Peito: musculatura do tórax; peitorais.

Abdome: reto abdominal; oblíquo interno e externo.

Lombar: grande dorsal e espinhais.

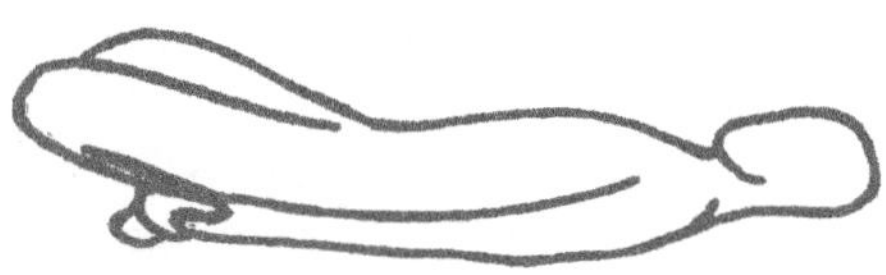

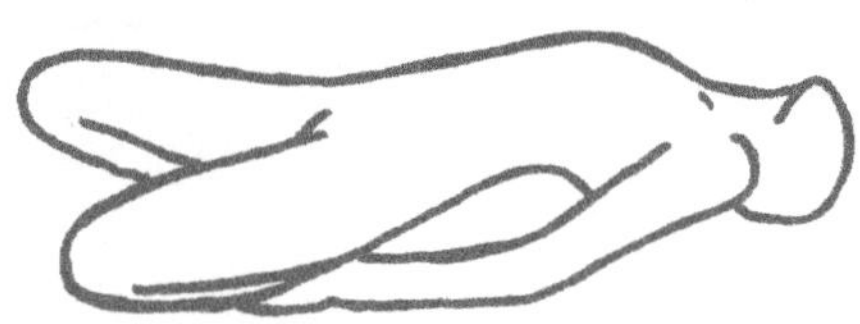

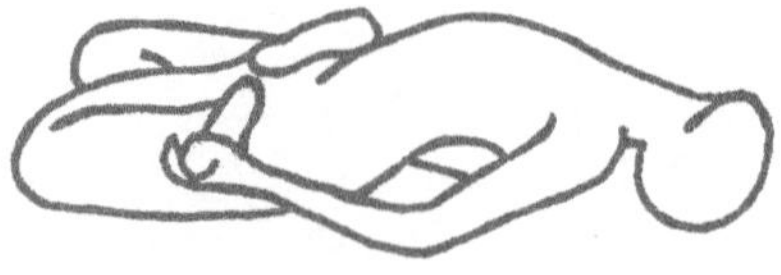

Benefícios da postura:

Muitas vezes, uma grande tensão no pescoço é confundida com problemas da cervical. O trabalho de rolar o pescoço de um lado para o outro é muito importante. Esta postura remove a rigidez da cervical, do tórax e da região lombar, aumentando o impulso do nervo e a circulação do sangue nessas áreas. Ativa e estimula os nervos e músculos de ambos os lados do corpo, da coluna vertebral e, principalmente, da coluna cervical, agindo como rejuvenescedor.

Proporciona uma massagem natural nos ombros e no pescoço.

Ajuda a remover o reumatismo das costas e do quadril.

Alivia os espasmos do tubo bronquial. Indicado para asmáticos.

Como a respiração é abdominal, o diafragma é bastante trabalhado, tornando-se flexível. Observa-se que a inspiração torna-se curta e a expiração se alonga.

Trabalha ativamente as glândulas tireóides e paratireóides, energizando-as.

A energia primária do corpo se focaliza nas glândulas paratireóides.

A principal função dessas quatro pequenas glândulas endócrinas é regular o cálcio, controlando o seu nível no sangue, e a sua absorção pelo corpo. A presença do cálcio é importante para a constituição de todos os músculos, incluindo o coração; para a correta coagulação do sangue, para fortalecer os ossos e sua plasticidade, além de fortalecer os dentes, prevenindo as cáries.

Esta postura também regulariza o humor e as emoções, alivia o estresse e a agitação mental. Ativa a memória, estimula a autoconfiança, aumenta a energia e a resistência.

Aumento do prâna no pescoço e na região dos ombros, aliviando os bloqueios prânicos dos pulmões, estômago e parte do fígado.

Fortalece os músculos do pescoço, evitando as "papadas" ou o "queixo duplo".

Contra-indicações: problemas na coluna cervical; hérnia de disco; hipertireoidismo, mulheres no período menstrual.

A contrapostura desse movimento é Sarvângasana e em seguida, Savâsana.

Matsyâsana, por sua grande extensão da parte anterior do pescoço e do tronco, proporciona um alongamento muito forte da parte anterior do corpo.

Pashimottanâsana

Pashimo, em sânscrito, quer dizer ocidente, que é muitas vezes usado como metáfora para as costas do corpo. Também é conhecida como a "postura da pinça", pela forma como o corpo é trabalhado.

Trata-se de uma completa extensão do corpo – os quadris, a coluna e os músculos das costas e das pernas.

Na sua execução, a parte posterior do corpo sofre um esforço intenso, desde a cabeça até os pés.

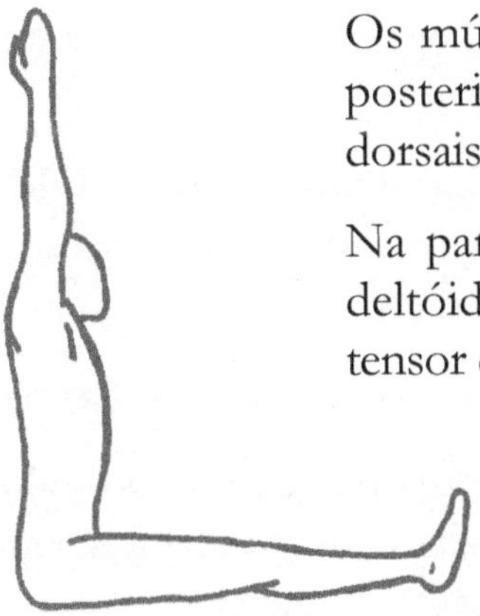

Os músculos acionados são os ísquios da parte posterior das coxas; os glúteos, os lombares, os dorsais e o trapézio.

Na parte anterior do corpo, o grande peitoral, deltóide anterior e médio, iliopsoas, reto femoral, tensor da fáscia-lata, sartório.

À proporção que a região lombar e os extensores dos quadris vão se alongando, tornando-se mais flexíveis, modifica-se a posição das mãos nos pés, chegando-se a segurar toda a sola dos pés. É importante não balançar o corpo: deixar que se alongue normalmente, relaxando ao máximo durante a postura.

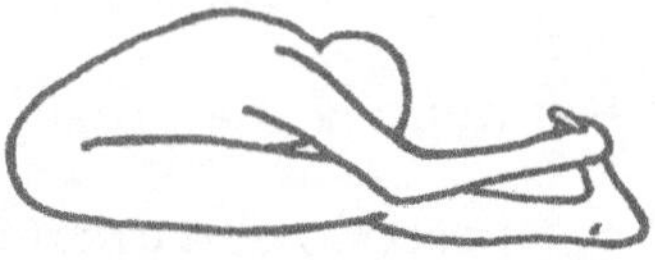

O alongamento da coluna vertebral é completo, assim como dos músculos das pernas, tanto na parte anterior como na parte posterior.

Segundo o Hatha-Yoga Pradipika (cap.1 vr. 29), "É o melhor dos Âsana, a respiração corre através de *Sushumna*, despertando o fogo gástrico, removendo todas as doenças".

Proporciona uma massagem forte e poderosa nos órgãos abdominais.

Estimula os órgãos digestivos, aumentando os movimentos peristálticos e aliviando a prisão de ventre e outros problemas.

Neutraliza a obesidade e ativa o fígado e o baço.

Regula a função pancreática, sendo de valiosa ajuda às pessoas com diabetes ou hipoglicemia.

Aumenta a elasticidade da região lombar. Alivia a compressão da coluna e da ciática.

Quando praticada estaticamente, fortalece e alonga todo o corpo.

Aumenta a confiança, o autodomínio e a energia.

Aumenta a concentração, revigora a mente e o sistema nervoso.

Equilíbra o prâna, ajudando na meditação.

Enfim, é uma postura para o rejuvenescimento.

O que se deve observar durante a sua execução:

a) sentar-se, com a cabeça, pescoço e costas numa mesma linha reta. As pernas ficam unidas e esticadas na frente do corpo, mantendo-se os joelhos (parte posterior) encostados no chão. Os dedos dos pés virados para o corpo;

b) numa inspiração, elevar os braços esticados acima da cabeça, estendendo-os ao lado das orelhas. Alongar a coluna o máximo que puder; as costas se estiram para cima. Os dedos dos pés ficam em direção à cabeça;

c) expirando, dobrar o tronco para a frente a partir dos quadris. Alcançar os dedos dos pés e segurá-los com certa pressão, levando o queixo em direção às coxas.

Se não conseguir chegar com as mãos até os dedos dos pés, apertar os tornozelos ou mesmo as canelas. Manter-se nessa posição por, no mínimo 10 segundos e gradualmente ir aumentando o tempo até cerca de 3 minutos. Repetir de 3 a 5 vezes. Ao terminar a postura, inspirar, elevando os braços e subindo o corpo.

Durante a preparação, observar se:

a) a coluna e os músculos estão em grande alongamento;

b) as costas, cabeça e pescoço estão inclinados para frente numa linha reta;

c) o corpo está abaixado, porém relaxado;

d) a respiração está sendo levada para o relaxamento da área do corpo cuja tensão foi anteriormente observada;

e) os pés, as pernas e os quadris não estão voltados para fora;

f) as pernas estão retas, com a parte posterior dos joelhos encostada no chão;

g) os pés estão juntos e encostados, com os dedos dos pés voltados em direção à cabeça.

Pode-se iniciar com outras posturas alternativas para ajudar a alongar a parte posterior do corpo, o que é recomendado principalmente para os principiantes.

O que se deve evitar:

a) baixar a cabeça em direção às pernas;

b) dobrar os joelhos;

c) arredondar as costas e levar a cabeça em direção ao peito;

d) separar os pés e apontar os dedos em outras direções.

O alongamento dessa postura é bastante acentuado na parte posterior do tronco. Dizem os iogues que o alongamento vai desde a parte alta da cabeça até os pés.

Dhanurâsana

DHANU = Arco

A postura do arco pertence ao grupo das posições deitadas sobre o ventre, com movimento de flexão posterior.

Esta postura porporciona uma complexa curvatura da parte posterior da coluna, combinando e aumentando os benefícios da Bhujangâsana e da Shalabâsana. Esses três exercícios formam um grupo e devem ser praticados juntos. Ao flexionar a coluna para trás, o arco se estende.

Técnica de execução:

a) deitar sobre o abdome, encostar a fronte no solo. Dobrar os joelhos, trazendo os pés para cima. Inspirar e segurar os tornozelos com as mãos atrás do corpo. Manter os pés relaxados. Não há necessidade de segurar as pontas dos dedos dos pés, o que é um desperdício de energia;

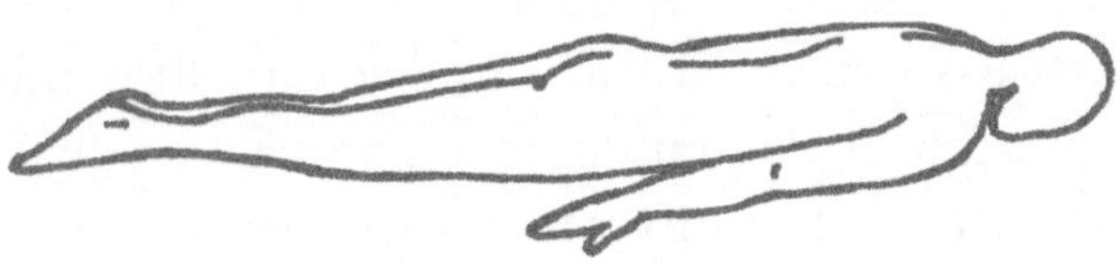

b) manter os braços esticados, inspirar e elevar o tronco para cima. Com a cabeça levantada, peito e coxas saem do chão. Manter-se na posição por 10 segundos pelo menos, aumentando gradualmente até um minuto. Repetir por 3 a 5 vezes.

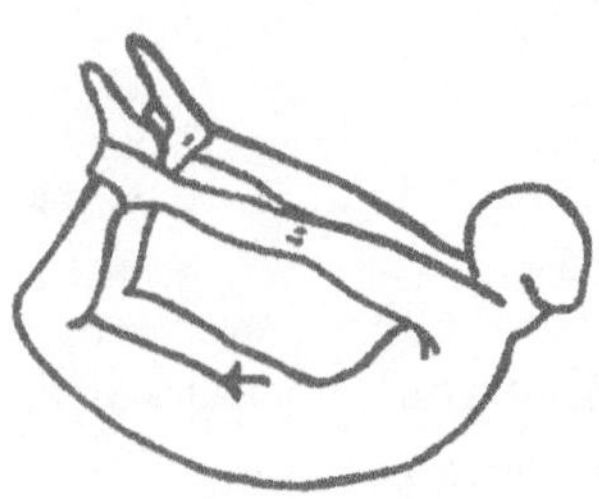

Balançar na postura.

Com a cabeça para trás e o corpo arqueado para cima, usar a respiração para fazer o balanço. Inspirando, levar o corpo para trás e, expirando, trazer o corpo para frente. Os cotovelos ficam sempre estendidos.

Benefícios da postura:

Esta postura proporciona uma massagem revigorante nos órgãos internos, especialmente os digestivos, promovendo um aumento da circulação nesses órgãos. Proporciona uma expansão do peito e abertura da caixa torácica, melhorando a respiração. É de grande benefício para as pessoas que sofrem de asma ou outros problemas relacionados com a respiração. Proporciona maior elasticidade da coluna. Todos os músculos das costas também são massageados. É indicada para os rins.

A prática regular desta postura permite desenvolver o equilíbrio interno, dando vivacidade à mente. Ela é psicoestimulante. Fortalece a concentração e a determinação mental.

A pessoa que pratica a Dhanurâsana regularmente nunca sente preguiça, ficando cheio de energia, vigor e vitalidade.

Estimula os pulmões, intestino delgado, estômago, fígado e os meridianos urinários.

Favorece o emagrecimento, eliminando as gorduras. Por esta razão, é indicada para os obesos.

Resumindo: Dhanurâsana proporciona um completo movimento posterior de toda a coluna e de todos os músculos das costas, do pescoço e da parte baixa das costas.

Músculos que trabalham nesta postura: glúteos, escapular, grande dorsal, espinhais.

O que deve ser observado:

a) não colocar as mãos em volta dos pés. Colocá-las em volta dos tornozelos;

b) não levantar somente a parte superior do corpo; não dobrar os cotovelos;

c) não permitir que os pés desçam até encontrar as nádegas;

d) não deixar o corpo torcido de um lado;

e) não levantar a cabeça antes de ter levantado o corpo todo.

Cuidados:

Contra-indicada para:

- gestantes e mulheres no período menstrual;
- pessoas com problemas nas espáduas; nos pulsos; de hérnia inguinal e umbilical;
- em caso de doenças oculares crônicas; após extração dentária, intervenção cirúrgica ou mesmo sutura superficial.

Se não houver nenhuma destas contra-indicações, o idoso pode praticá-la com algumas vantagens para a sua saúde.

Nesta postura, o alongamento é feito com mais vigor e se processa exatamente na parte anterior do corpo.

Alongamento no Yoga

O alongamento pode ser executado em qualquer lugar, mesmo no trabalho. Um digitador de computação, por exemplo, pode parar e movimentar a cabeça, lentamente, para todos os lados, como em Brahma-Mudrã, e esticar os braços como em Parva-thanâsana. Numa viagem de avião, onde se fica sentado durante muitas horas, ou mesmo num longo trajeto de carro, deve-se movimentar os pés e as pernas, como em Pawanmuktâsana.

Brahma-Mudrã

Postura de Mudrã – o deus Brahma de quatro cabeças. Executa-se virando a cabeça para a direita, para a esquerda, para cima e para baixo.

Através do alongamento, aprende-se a conhecer o corpo, sentindo cada músculo e liberando os movimentos que estão bloqueados por tensões emocionais, ativando a circulação e produzindo um bem estar em cada movimento.

Ao fazer uma postura em alongamento no Yoga (postura estática), não se deve forçar os movimentos; cada fase do alongamento deve ser suave, mantendo-se algum tempo na posição com a ajuda da respiração e da atenção; não permitir ao músculo "dizer" que está doendo, o que acontece quando não há alongamento.

É muito importante não fazer balanceios, porque têm um efeito contrário: em vez de alongar o músculo, enrijece-o.

Se o corpo está endurecido, não há motivo para preocupação. Com o tempo, a flexibilidade aparece. É uma conquista que se consegue aos poucos, com regularidade, consciência e, acima de tudo, respirando-se corretamente, pois, no momento da expiração, o corpo se alonga.

Cada pessoa tem seu limite. Não se deve forçar ou querer levar o músculo ao ponto onde é impossível chegar. A conquista é lenta, portanto segura.

Os músculos têm sua memória e, à medida que trabalham o corpo, já sabem o que fazer, o que ocorre através, naturalmente, de um longo treinamento.

Os exemplos dessa "memória muscular" são os casos de pessoas que aprenderam a andar de bicicleta quando criança; na idade adulta, ao sentar numa bicicleta, saem andando (os músculos sabem o que fazer). É o caso também de quem aprendeu a nadar na infância. Os músculos "não esquecem" os movimentos e, no momento oportuno, a pessoa sai nadando.

Quando se trabalha com Yoga e já se tem alguma prática, acontece o mesmo. Os músculos sabem o que fazer, o que não quer dizer que a pessoa faça o Âsana com perfeição. Para isto, é necessário prática, assiduidade e constância para a perfeição. Mesmo porque a pessoa sedentária perde a flexibilidade.

Pode-se usar, no Yoga, movimentos correlatos que trabalham os mesmos músculos em diversas posturas.

Como por exemplo, em Paschimottanâsana. Nesta postura, os músculos da parte posterior do corpo sofrem um alongamento intenso para permitir que o praticante encoste a cabeça nos joelhos.

Para isso, é preciso soltar os músculos ísquios das coxas, dos glúteos, das lombares, do dorsal e do trapézio. O alongamento desses músculos pode ser ajudado através de Cakravakâsana e Apanâsana.

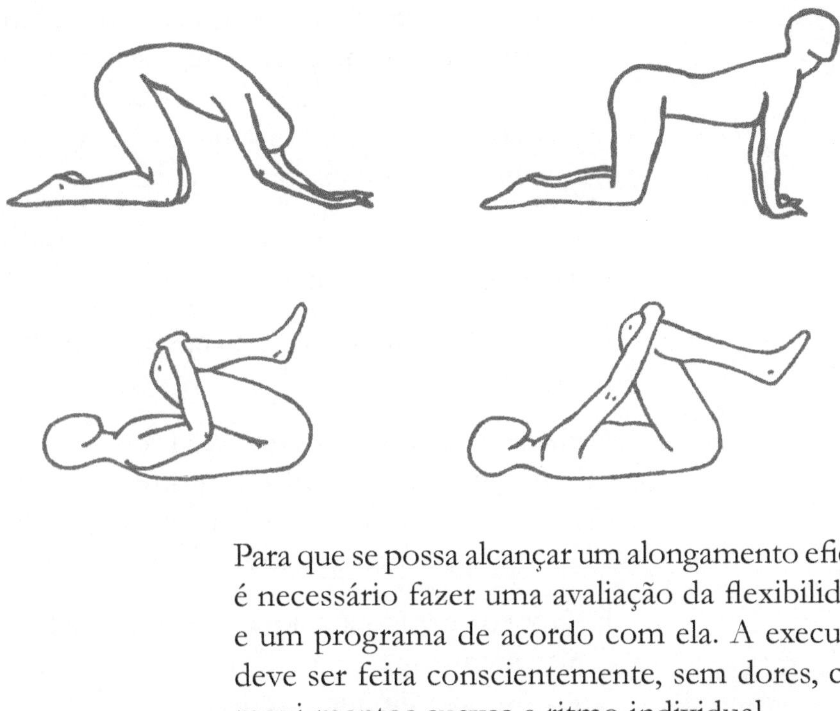

Para que se possa alcançar um alongamento eficaz, é necessário fazer uma avaliação da flexibilidade e um programa de acordo com ela. A execução deve ser feita conscientemente, sem dores, com movi-mentos suaves e ritmo individual.

Este alongamento em Yoga pode ser executado tanto estática como dinamicamente.

No Yoga, os Âsana dinâmicos podem ser usados à guisa de aquecimento; os Âsana estáticos, para aumentar a flexibilidade e alongar.

Por meio de um teste de flexibilidade, pode-se identificar e sentir as necessidades de maior amplitude de movimentos.

Os músculos dinâmicos do corpo, com a idade e o sedentarismo, apresentam uma tendência ao enfraquecimento.

O tempo de permanência no alongamento é um assunto importante: deve ser, no mínimo, de 30 a 40 segundos, podendo ficar mais tempo para desenvolver a flexibilidade. Quanto mais tempo ficar em alongamento, sem tensões, maior será o aumento da flexibilidade. É importante manter um relaxamento muscular durante o alongamento, para evitar lesões músculo-articulares.

Os Âsana devem ser variados, objetivando os músculos a serem trabalhados.

Exemplo: Dhanurâsana é uma postura de flexão posterior.

Pode-se chegar a essa postura através de outros movimentos que usam os mesmos músculos, como Cakravakâsana, que trabalha os músculos lombares, dorsal, trapézio etc., em alongamento.

É errôneo pensar que a dor é sinal de alongamento. É justamente quando se deve parar, porque a dor é um sintoma de que o músculo "está dizendo" que não pode ir mais adiante.É preciso aprender a ouvir o corpo.

Os movimentos devem ser lentos: ao mudar de posição, fazê-lo devagar, sem agredir o corpo, evitando movimentos bruscos, que podem ocasionar lesões.

Alongamento dos pés

Anatomia dos pés

O pé é composto por vinte e seis ossos: o tarso, com sete ossos, o metatarso com cinco e as falanges, com catorze.

Todos os dedos possuem três falanges, com exceção do hálux, que possui apenas duas falanges.

O calcâneo é o maior osso do tarso. A sua finalidade é apoiar o tálus.

O pé apresenta três arcos na sua estrutura, em cuja configuração participa o tecido conjuntivo espesso das aponevroses e dos tendões.

Quanto à curvatura, quando muito acentuada, recebe o nome de "pé côncavo"; quando pouco acentuada, "pé chato".

A ação ativa do arco plantar longitudinal é de responsabilidade dos músculos da planta do pé, principalmente os músculos plantares longos, que se originam nos ossos da perna.

Articulação

A articulação do pé está ligada ao tornozelo, formada pela articulação superior (tíbio-társica) e pela articulação inferior (transversa do tarso).

Na articulação tíbio-társica, entram os seguintes

ossos: tíbia e fíbula. Estes, juntos, permitem os movimentos de flexão e extensão do pé.

A articulação transversa do tarso permite os movimentos de rotação. Com esses movimentos, obtém-se a pronação, ou a supinação do pé.

O objetivo principal desses movimentos é a adaptação do pé às irregularidades do terreno.

Ligamentos

A estabilização do tornozelo é feita pelos ligamentos colaterais:

O osso calcâneo trabalha para frente e lateralmente.

O osso tálus trabalha o pé para frente e medialmente, articulando-se com a tíbia, a fíbula, o calcâneo e o navicular.

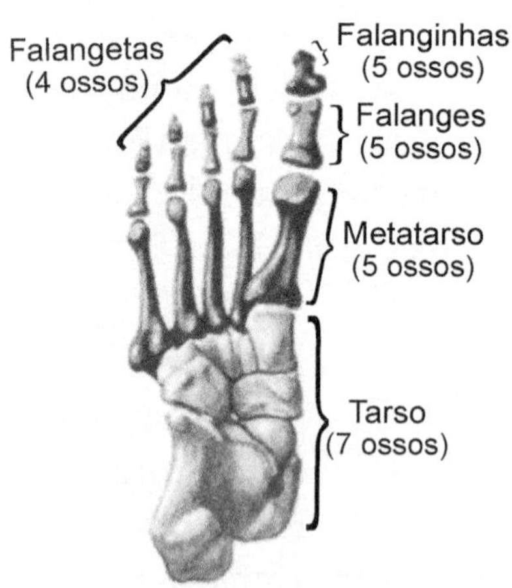

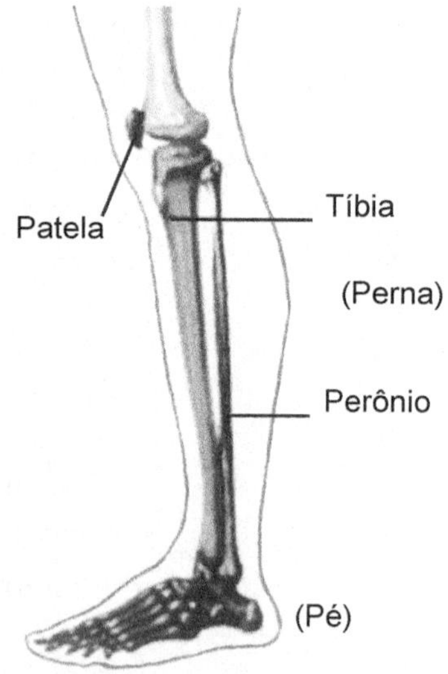

Músculos

Os músculos do pé são de duas categorias: os que desempenham funções estáticas e os destinados à locomoção.

A marcha em uma posição ereta exige uma musculatura forte na região das panturrilhas e apresenta um predomínio do trabalho dos músculos extensores.

A panturrilha é formada por dois músculos principais: o gastrocnêmio e o sóleo.

O músculo gastrocnêmio é importante na flexão plantar do pé (corrida, salto), pois levanta todo o calcanhar do solo com um deslocamento vigoroso do pé, por meio da articulação do tornozelo, e funciona também como flexor do joelho. Ele é constituído de fibras de contração rápida, uma vez que sua função é executar movimentos rápidos.

O músculo sóleo executa igualmente a flexão plantar junto com o gastrocnêmio, porém tem maior importância no caso de movimentos vigorosos e rápidos. O sóleo puxa a articulação do joelho quando se anda nas pontas dos pés.

O trípceps sural é o músculo mais forte da perna, onde se insere o tendão de Aquiles.

O fibular curto tem como ação levantar a borda lateral do pé e o pronador, participando da flexão e da abdução do pé.

Os movimentos dos pés e dos tornozelos têm origem em diferentes níveis. São movimentos de flexão e extensão.

O movimento de flexão une o dorso do pé na

frente da perna. O de extensão trabalha no sentido inverso. Esses movimentos se localizam na articulação do tornozelo propriamente dito e na articulação entre o tarso e as extremidades inferiores da tíbia e do perônio.

O músculo flexor longo do hálux funciona na flexão plantar do pé e também na flexão do dedo grande do pé. O músculo extensor longo do hálux promove a flexão dorsal do pé e a extensão do hálux.

Os músculos de locomoção da face anterior da perna são:

a) músculo tibial anterior, que promove a flexão dorsal do pé. Quando o pé está fixado no chão, esse músculo puxa a perna para diante. É muito solicitado nas marchas;

b) músculo extensor longo dos dedos do pé, que tem a função da flexão dorsal do pé e extensão dos dedos do pé.

Para o nosso trabalho de Yoga, os músculos mais importantes são: gastrocnêmio, sóleo, tibial anterior e extensor longo, pelas suas funções conjuntas nos Âsana.

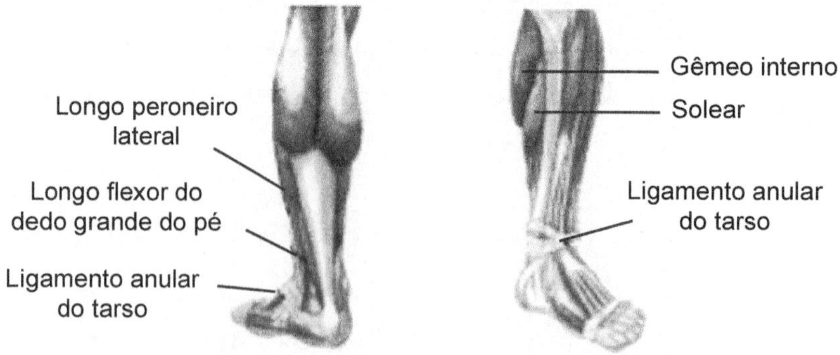

Exemplos de posturas que trabalham estes músculos:

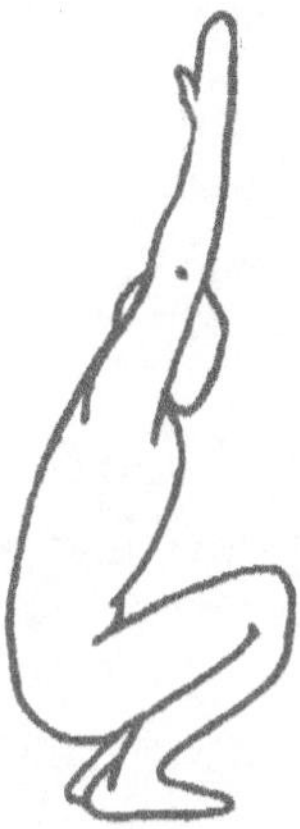

Utkatâsana

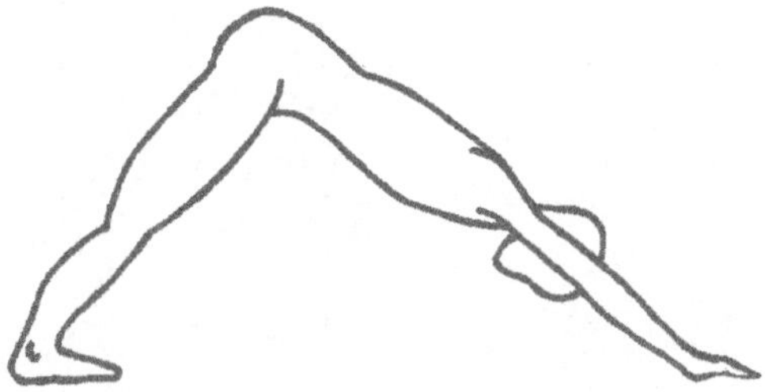

Adho Mukha Shvânâsana

Os dois movimentos acima, entre outros, podem revelar, como certo, uma flexão importante. A rotação externa e suave da borda exterior do pé para o alto proporciona sempre uma abdução do pé, quando a ponta fica para fora. De forma oposta, a rotação interna e a adução são igualmente separadas; é o caso da postura de Lótus (Padmâsana). Quando uma das articulações implicadas na posição desequilibra o corpo e permanece mal colocada, a bacia volta-se para o lado, ou melhor, essa rotação pode se situar no nível do quadril, do joelho ou do tornozelo. Em certos casos, uma perna pode parecer mais curta do que a outra. Nessa situação, a estabilidade do corpo é fortemente reduzida. Procurando, então, reequilibrar-se, os diferentes grupos musculares e aponevróticos podem romper-se.

Em função dessas noções básicas, deve ser possível apresentar, nas posturas de Yoga, os tipos de movimentos que ajudam a intervir nos quadris, joelhos e tornozelos.

Exemplos de Âsana em alongamento e flexionamento dos pés

Pasrita-Paddâsana – deitado de costas e com as pernas dobradas contra o peito, inspirar; elevar as duas pernas, expirando.

Para aquecer, executar esta postura quatro ou cinco vezes.

Para alongar as pernas e os pés, fazer um ritmo respiratório com a expiração bem alongada. O ritmo é 4 : 2 : 8 : 0, isto é, inspirar em 4 segundos, prender a respiração de pulmões cheios em 2 segundos, expirar alongando em 8 segundos. Nesta postura, apesar de ser um trabalho dos pés, outras partes do corpo também são acionadas: a flexão simples do coxofemoral; a extensão dos joelhos; a flexão dos tornozelos; o alongamento dos ísquios das pernas, panturrilhas.

Músculos que trabalham neste alongamento: gastrocnêmio medial, lateral e sóleo.

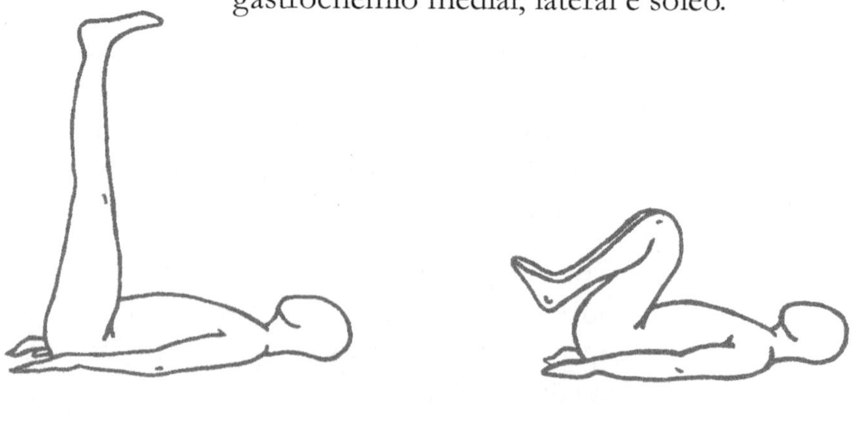

Mandukâsana – postura do sapo. É uma postura de equilíbrio.

Em pé, juntar os calcanhares e afastar os dedos dos pés dobrados, baixando o corpo até encostar os joelhos no solo. Os joelhos permanecem bem afastados.

Nesta postura ocorre um trabalho intenso na flexão das pernas e dos pés, com rotação externa dos quadris, com flexão dos joelhos e dos tornozelos. Alongamento dos pés e das coxas pelo músculo quadríceps; flexão dos dedos dos pés pelo músculo extensor longo.

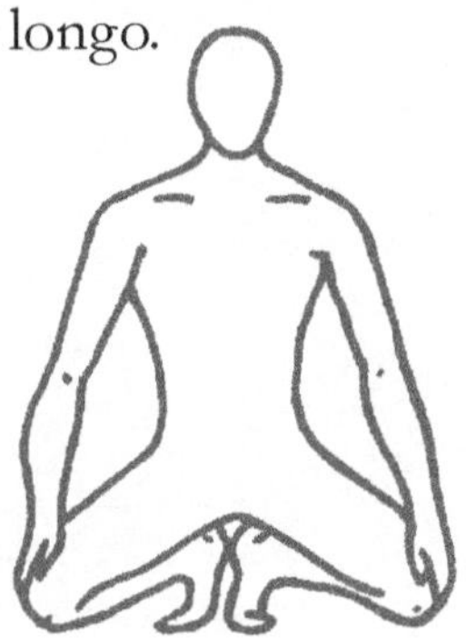

Virâsana – postura do Herói. Sentar-se com as pernas viradas para trás, mantendo os dorsos dos pés no solo, alongando. Este Âsana apresenta flexão e rotação interna dos quadris; flexão dos joelhos e extensão dos tornozelos. O extensor longo é o responsável pelo alongamento do dorso dos pés e do músculo quadríceps.

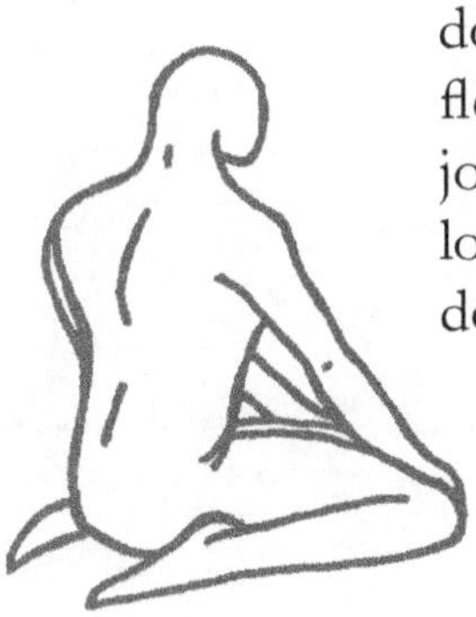

Padmâsana – postura de Lótus. Sentar-se com as pernas trançadas uma sobre a outra, com os pés virados para cima. Podemos observar neste Âsana a flexão e a rotação externa dos quadris; flexão e rotação externa dos joelhos; rotação interna e adução dos tornozelos, com os pés virados para cima em alongamento.

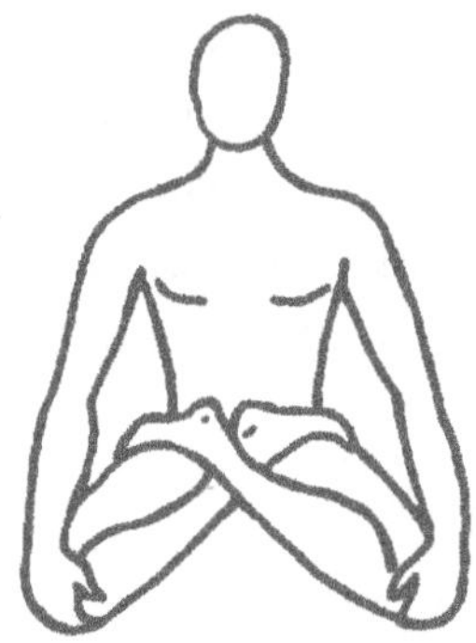

Dwipada Pîtham – postura da mesa de dois pés. Deitar de costas, os braços ao longo do corpo, com as pernas dobradas, mantendo-se os ombros no chão, os pés na largura dos quadris e a respiração abdominal. Numa inspiração, elevar o tronco; na expiração, descer devagar.

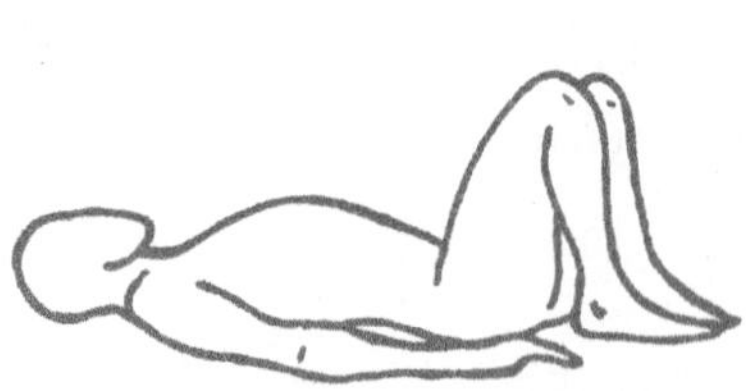

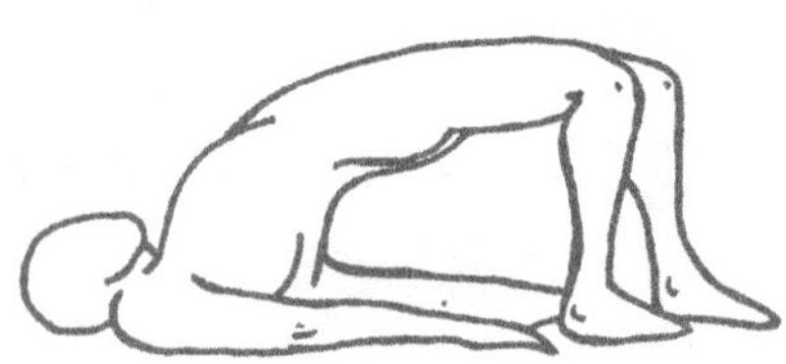

Para melhor alongamento, ficar na posição alguns segundos. Os quadríceps em extensão, os pés pousados com toda a sola no chão, mantendo-se os membros inferiores em alongamento.

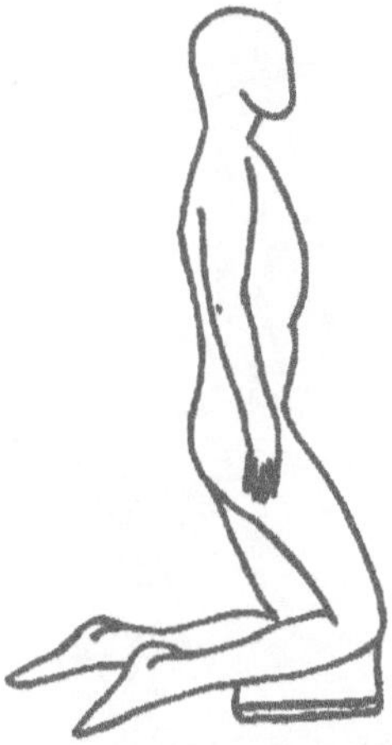

Alongamento do pé numa postura de joelhos – ajoelhar, levantar o joelho direito com a perna dobrada, manter a outra perna encostada no chão, com o dorso do pé em alongamento. Este exercício alonga também os músculos do metatarso, tornozelo e a frente da perna.

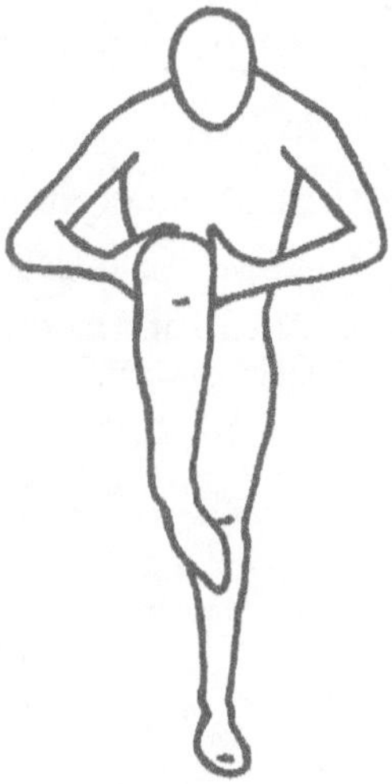

Alongamento do pé numa postura de equilíbrio – em pé, elevar uma perna dobrada, segurando o joelho. Manter o corpo um pouco inclinado para frente, movimentar o pé numa rotação, abaixar e elevar o pé em alongamento, muito lentamente. Trabalho do músculo fibular curto, que promove um movimento dinâmico.

Urvâsana – de pé, os joelhos separados e fletidos, as coxas horizontais, as tíbias verticais. Mãos pousadas sobre os joelhos, com o dedo polegar na frente e os outros para trás. Manter as palmas das mãos apoiadas firmemente nos joelhos e a coluna reta. Descer o corpo reto sem mudar a posição, com os pés em torção, alongando.

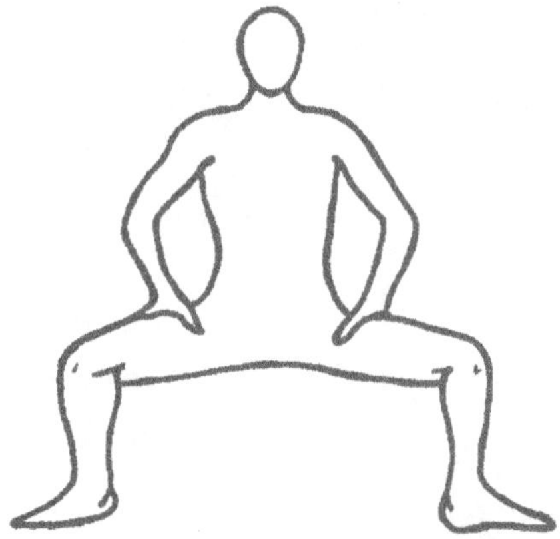

Janu Hasta Padaprasaranâsana – pés bem separados. O pé direito fica na frente e bem assentado no chão; o esquerdo, na ponta do pé. Os braços são dobrados, abraçando o joelho flexionado, pousando todo o peito no joelho e relaxando.

Benefícios: alonga a coluna vertebral, as costas, as massas musculares dorsais e as estruturas costais e intercostais, os pés se mantêm também em alongamento.

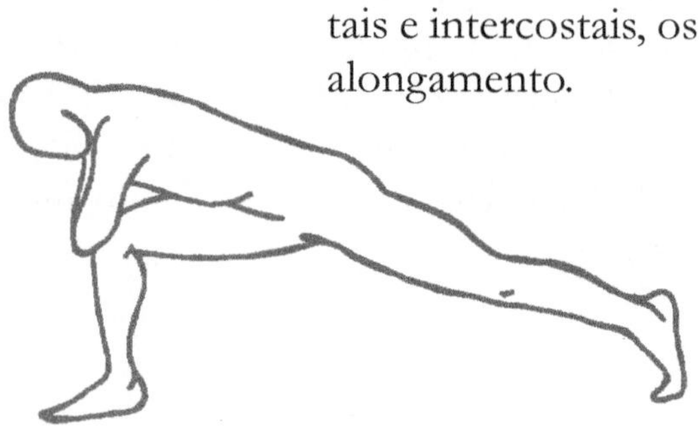

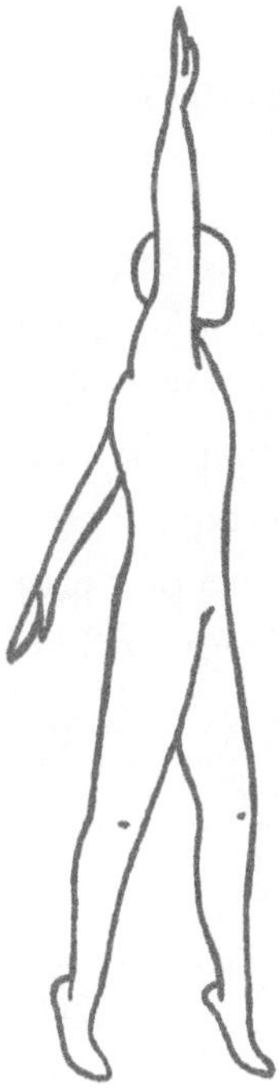

Thalâsana – variante. Em pé, nas pontas dos pés. É um movimento assimétrico, com o pé direito na frente. Elevar o braço esquerdo o mais alto possível, o braço direito abaixado, para trás, mantendo os pés em ponta, alongando os artelhos. O peso do corpo passa para a perna direita, todos os músculos se contraem, a perna esquerda permanece em equilíbrio.

Na expiração, o braço desce lentamente. Freados pela contração das panturrilhas, os dois calcanhares são encostados no chão.

Executar o movimento do outro lado.

Ardha-Bhujangâsana – meia postura da cobra. Deitar de bruços. Colocar as mãos no chão, na altura das axilas, com os cotovelos levantados. Numa inspiração, elevar as pernas dobradas formando um ângulo de 90°.

Manter os pés bem na horizontal, trabalhando os músculos sóleo e o plantar em alongamento.

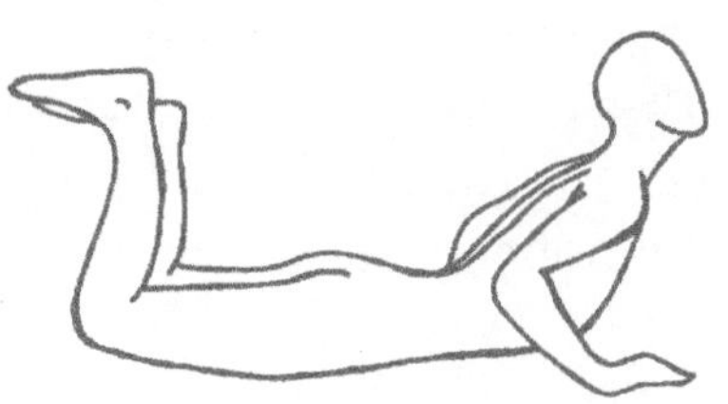

Virabhadrâsana – postura do Herói que nasceu da cabeleira do deus Shiva.

Em pé, dar um passo largo à frente, com a perna ligeiramente dobrada, os braços elevados. Abaixar o corpo sobre a perna dobrada, levar os braços para frente, elevar a perna de trás, ficando o corpo numa linha reta, com os pés e braços. Extensão moderada do quadril, forte extensão dos joelhos e das duas pernas, o pé sustenta o peso do corpo em forte alongamento.

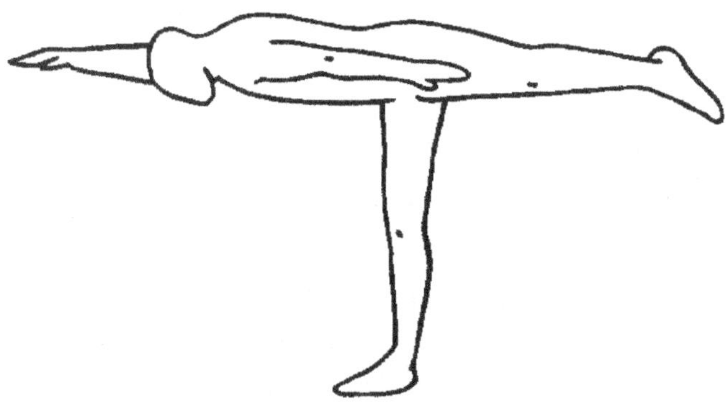

Catushpada Pîtham – postura da mesa de quatro pés. Sentar com as pernas dobradas, as mãos no chão viradas para os pés. Numa inspiração, elevar o corpo formando "a mesa de quadro pés". A cabeça fica para frente, em Jalandhara Bandha.

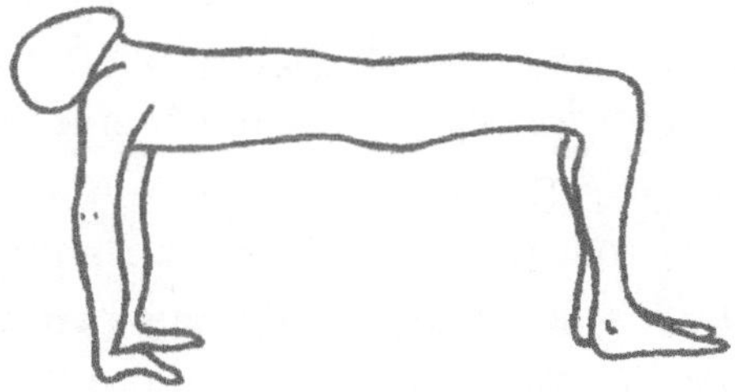

Esta postura apresenta uma flexão completa dos tornozelos, cotovelos e pulsos; flexão da cabeça; flexão e extensão do pescoço; alongamento dos músculos da parte posterior do pescoço.

Poorvothanâsana ou Purvothanâsana – postura sentada com as pernas estendidas. As mãos ficam viradas para os pés. Numa inspiração, elevar todo o corpo, encostando toda a sola dos pés no chão, sem dobrar os joelhos, (se possível) com a cabeça caindo para trás. Pode-se ficar na postura, com retenção dos pulmões cheios ou pode-se respirar suavemente pelo abdome, se ficar mais tempo na posição.

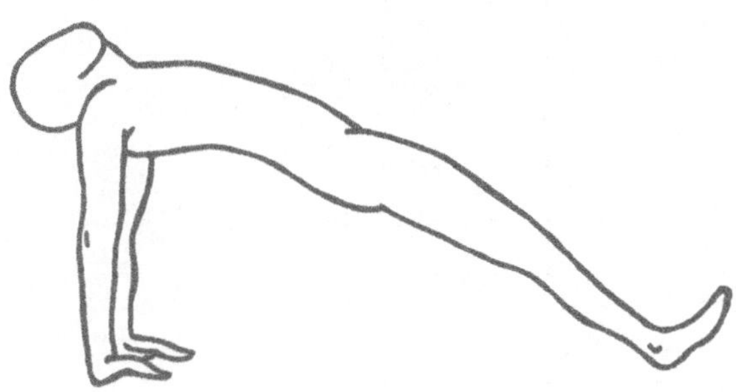

Esta postura apresenta um alongamento do quadril, da coluna lombar e dorsal; da parte anterior do pescoço e extensão dos pés.

Thalâsana – postura da palmeira. É uma postura de equilíbrio em pé. Numa inspiração, ficar nas pontas dos pés e elevar os braços acima da cabeça. Para manter o equilíbrio ao subir o corpo, apertar os músculos abdominais fazendo uma extensão completa do corpo, dos braços, dos punhos e das mãos; para descer, apertar os músculos glúteos. Toda a coluna fica em alongamento e os artelhos ficam dobrados, numa grande flexão, alongando-os.

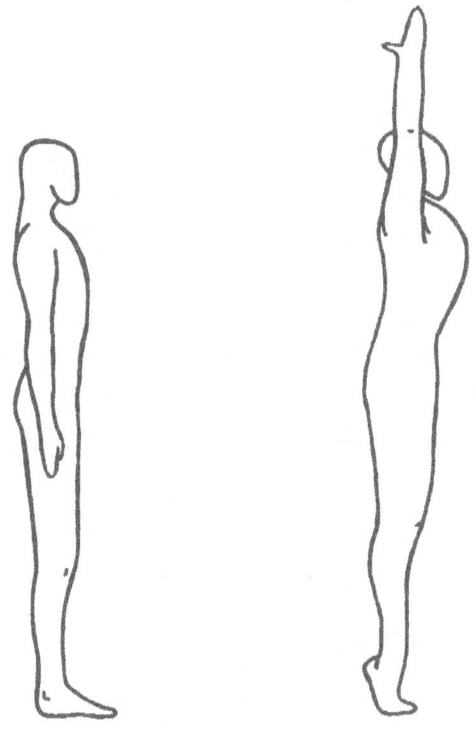

Bhujangâsana – postura da cobra. Deitar de bruços, as pernas unidas, os braços com as mãos perto das axilas. Numa inspiração abdominal, elevar o corpo do chão, mantendo o púbis no solo. Manter-se algum tempo na posição, podendo respirar pelo abdome. Este trabalho produz uma extensão da coluna cervical e da região torácica; extensão do coxofemoral; extensão dos pés e alongamento do dorso dos pés.

Bhujangâsana Salamba – com apoio das mãos.

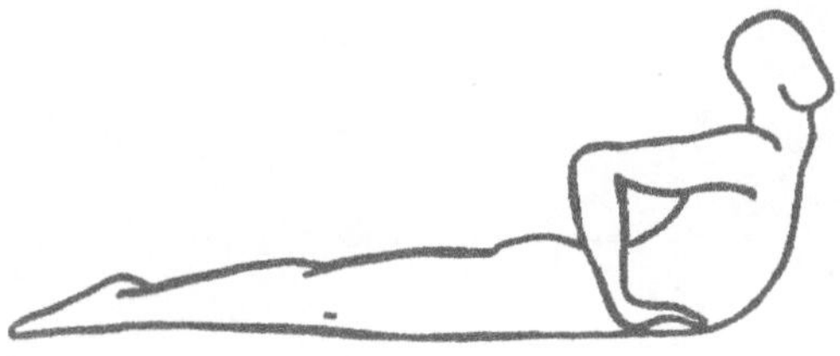

Bhujangâsana Niralamba – sem apoio das mãos.

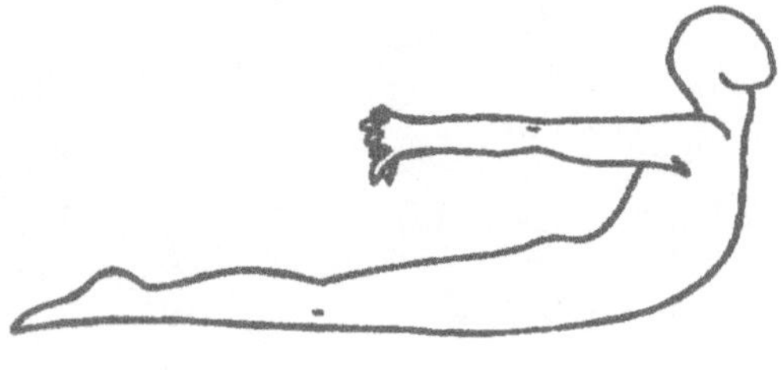

Postura do bambu – sentar-se sobre os calcanhares e inclinar o tronco para trás, elevando os joelhos do chão, com o trabalho intenso de alongamento do músculo extensor longo dos artelhos, do músculo tibial e do extensor longo do hálux.

Alongamento dos pés.

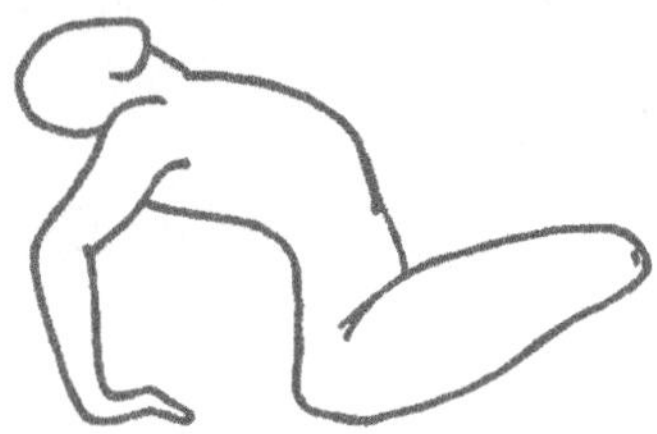

Alongamento dos joelhos

Os joelhos são uma parte frágil do nosso corpo, principalmente do ponto de vista ósseo. Eles possuem um sistema de importantes ligamentos e de músculos para ajudar no seu movimento. Em seu funcionamento, os joelhos exercem influência sobre os pés e sobre o quadril. Sobre o pé, para se adaptar ao solo e, sobre o quadril, para se adaptar ao peso do corpo.

Articulação do joelho

A articulação é um elemento de ligação entre os ossos.

As superfícies articulares são os côndilos do fêmur, da tíbia e da patela.

A superfície articular é recoberta de uma cartilagem aderente ao tecido ósseo, lisa, flexível e elástica, de cor branca, com a capacidade de suportar a pressão de cada articulação.

As extremidades ósseas são lubrificadas pelo líquido sinovial; a cartilagem é desprovida de vasos, mas é nutrida pelo sinovial.

A cápsula é rica em fibras de grande resistência. Porém, por ser pouco elástica, está sujeita a distensão, rupturas, entorses e luxações.

Sinovial é a membrana fina e transparente que cobre a face interna da cápsula e se prende ao revestimento cartilaginoso das superfícies, vascularizando e secretando o líquido sinovial, incolor, viscoso. Este líquido possui dois registros:

a) registro mecânico, que lubrifica a cartilagem e permite deslizar pela superfície das articulações;

b) registro nutritivo, que alimenta a cartilagem.

A articulação do joelho, pode-se dizer, funciona quase que exclusivamente em flexão e extensão. Na frente, encontra-se a patela, pequena e inserida no tendão do músculo grosso, responsável pelo relevo anterior da coxa.

O joelho tem um apoio firme na coxa e na perna, quando se acha em extensão; quando em flexão, está mais ligado ao pé.

Por essa razão, ao trabalhar com os joelhos, em Yoga, procura-se sempre fortalecer os músculos das coxas e das pernas de um modo geral.

Quando se apresentam lesões seguidas de grandes traumatismos, ou mesmo de pequenos traumatismos repetidos, o joelho pode ficar bloqueado para a flexão.

Músculos

Os músculos que ajudam o movimento de extensão carregam o peso do corpo inteiro, e os que ajudam no movimento de flexão carregam o peso só do membro inferior.

Músculos da articulação dos joelhos — face anterior da coxa:

a) músculo quadríceps femoral: é o extensor mais importante do joelho e também o mais poderoso e forte do corpo humano. Sua função é dinâmica, porém apresenta-se estática quando o joelho está em extensão;

b) músculo tensor da fáscia-lata: tem uma grande capacidade de adaptação, mas um movimento de extensão do joelho reduzido;

c) músculo sartório: é muito extenso, variando de 50 a 60 cm de comprimento. Funciona como flexor do quadril e do joelho. Participa da flexão, abdução e rotação da coxa e de movimentos de flexão da perna. Quando a perna não está apoiada, ainda participa da rotação da perna dobrada;

d) músculo reto femoral: é um músculo de ação rápida.

Músculos da articulação dos joelhos — face posterior da coxa:

a) músculos ísquios crurais: exercem uma função dinâmica da ponta do pé com o solo;

b) músculo semitendíneo: dobra o joelho e executa a rotação interna quando a perna se acha dobrada.

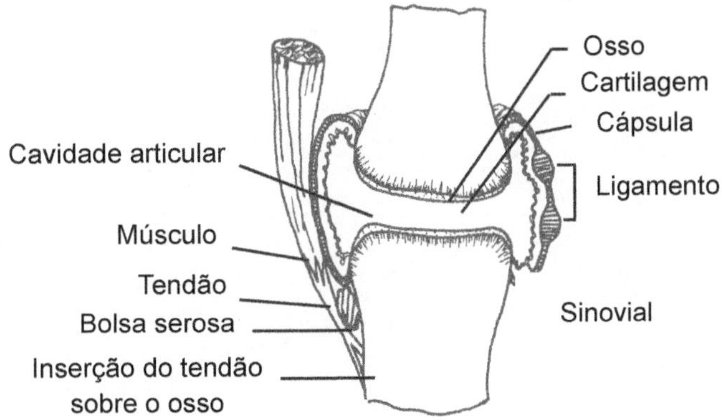

Exemplos de Âsana em alongamento e flexionamento dos joelhos

Utthita Pârshva Konâsana – postura de estiramento em ângulo lateral. Em pé, dar um passo bem largo, a perna esquerda à frente, flexionada, e a perna direita para trás, bem estendida, na ponta do pé. O corpo fletido sobre a coxa esquerda e o braço direito esticado. Colocar a mão esquerda no chão, do lado de dentro da perna. Executar o mesmo movimento do outro lado.

O lado dobrado apresenta uma flexão completa do tornozelo e do joelho. O lado estendido apresenta um alongamento do tronco, com estiramento total do braço, perna e joelho.

Músculos do quadril que trabalham nesta postura: adutores da coxa e do quadril, reto femoral, iliopsoas, tensor da fáscia-lata, sártório.

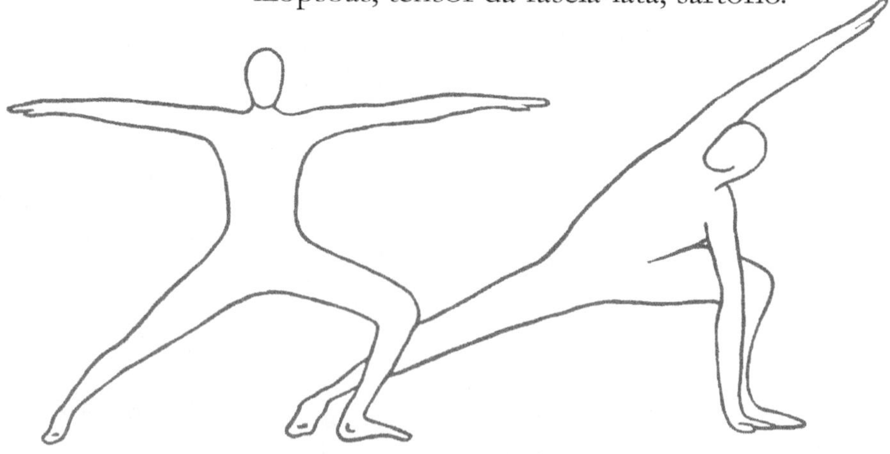

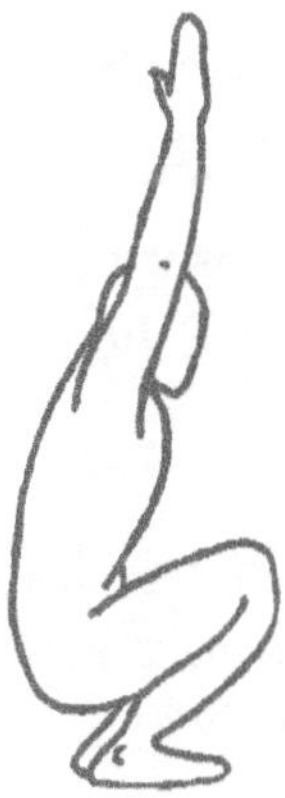

Utkatâsana – postura da cadeira. Em pé, os braços estendidos acima da cabeça, inspirar; descer o corpo na expiração, dobrando os joelhos até encostar os glúteos nos calcanhares.

Extensão da coluna em alongamento: os joelhos em flexão e extensão dos pés em alongamento.

Músculos do quadril que trabalham nesta postura: extensores do quadril, glúteos máximos, ísquios crurais.

Músculos dos joelhos: quadríceps femoral.

Ardha-Utkatâsana – meia postura da cadeira.

É uma postura em pé, simétrica, com meia flexão dos membros inferiores. Ela solicita intensamente os músculos das coxas e o alto das costas. É utilizada para reforçar, estimular e tonificar. Não há nenhum risco em sua execução. Para as pessoas que não podem executar a postura completa, isto é, abaixar o corpo completamente, como na figura acima, por problema no joelho, esta variante é o ideal.

Além do alongamento dos membros inferiores e dos joelhos, das costas, das espáduas e dos braços estendidos para cima, esta postura proporciona uma grande tranquilidade para o praticante.

Há dois tipos diferentes de sua aplicação:

a) para pessoas que sofrem de fraqueza muscular dos membros inferiores;

b) para pessoas que desejam adquirir mais força para a prática de alguns esportes.

Para a execução desta postura é necessário um bom aquecimento.

A atenção é levada naturalmente para os músculos das coxas e para as articulações dos joelhos.

Vrkâsana – postura da árvore. Em pé, dobrar uma perna e colocá-la lateralmente sobre a coxa, acima do joelho. Inspirando, elevar os braços com as mãos unidas. Manter-se na posição por alguns segundos, com a respiração presa. Na expiração, descer os braços e manter a perna dobrada. Executar do outro lado. A posição das mãos, assim como a dos pés, pode variar.

Nesta postura, trabalha-se a flexão e rotação do joelho dobrado, assim como a extensão do joelho em alongamento.

Músculos que trabalham nesta postura de equilíbrio: iliopsoas das coxas e quadríceps.

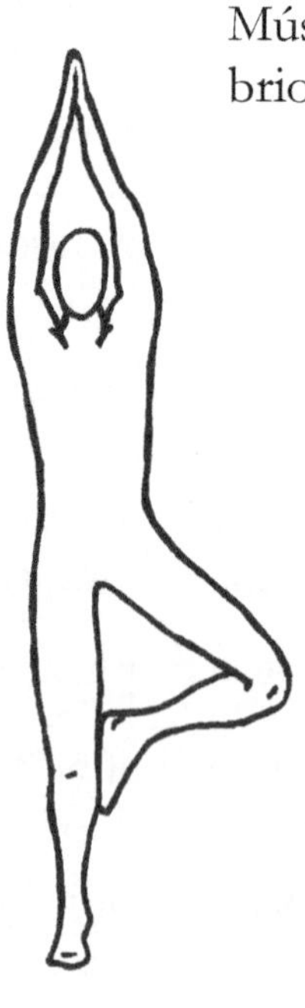

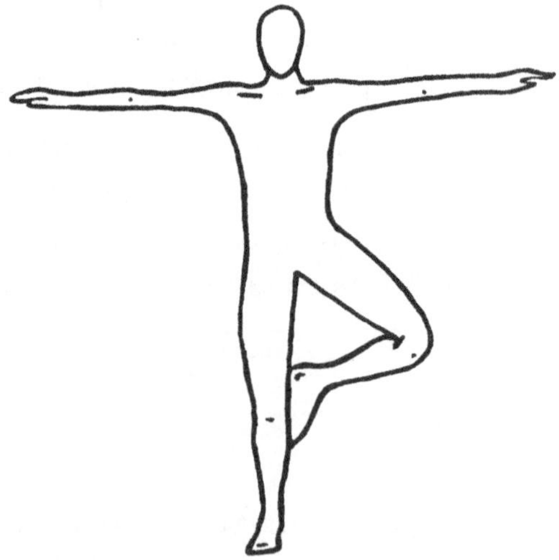

Vajrâsana – postura do diamante ou do raio. É um Âsana sentado com as pernas dobradas e os calcanhares para fora. Flexão dos pés e alongamento do dorso dos pés; extensão completa dos tornozelos; flexão intensa dos joelhos; alonga-mento das coxas. É classificada como uma postura de meditação.

Principais músculos: iliopsoas das coxas e o quadríceps.

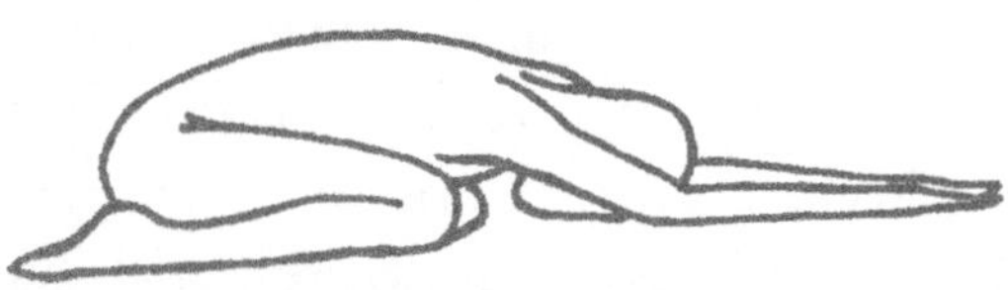

Baddha Konâsana ou Bhadrâsana – esta é uma postura sentada no solo e está incluída entre os Âsana meditativos. Dobrar as pernas, juntando as solas dos pés. As mãos, com os dedos entrelaçados, seguram fortemente os pés. A coluna deve ficar o mais ereta possível, e os braços, ligeiramente dobrados. Quando sentir cansaço, desfazer a postura e bater suavemente as pernas no chão para ativar a circulação.

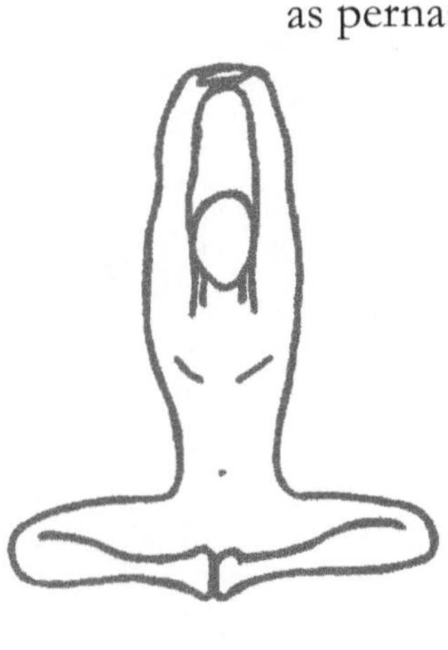

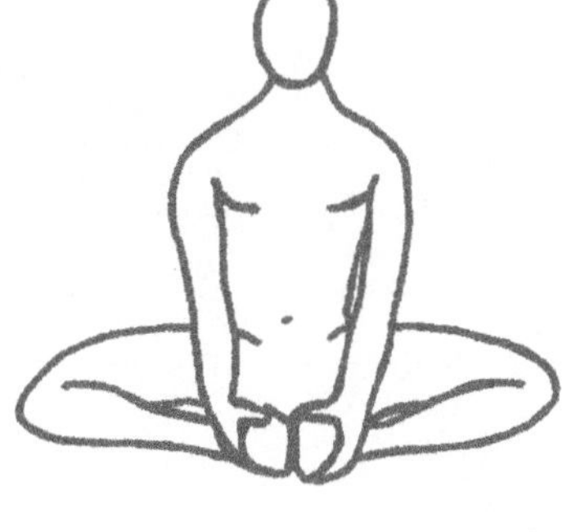

Trabalho da postura: rotação externa das coxas com flexão das pernas e dos joelhos.

Músculos principais que trabalham nesta postura: iliopsoas, quadríceps e adutores das coxas.

Siddhâsana – postura do Sábio ou do Acordo Perfeito. É uma das posturas meditativas. Sentar com as pernas esticadas. Dobrar a perna esquerda, colocando o calcanhar esquerdo junto ao períneo. Depois dobrar a perna direita, colocando o pé sobre o tornozelo esquerdo (a planta do pé direito fica entre a coxa e a panturrilha esquerda). Manter o corpo todo ereto, cabeça erguida, pescoço e costas numa linha reta. Uma vez na posição correta, os músculos tendem à neutralidade.

Rotação externa das coxas; extensão completa dos tornozelos; flexão dos joelhos e dos quadris. Trabalho da parede abdominal e dos espinhais.

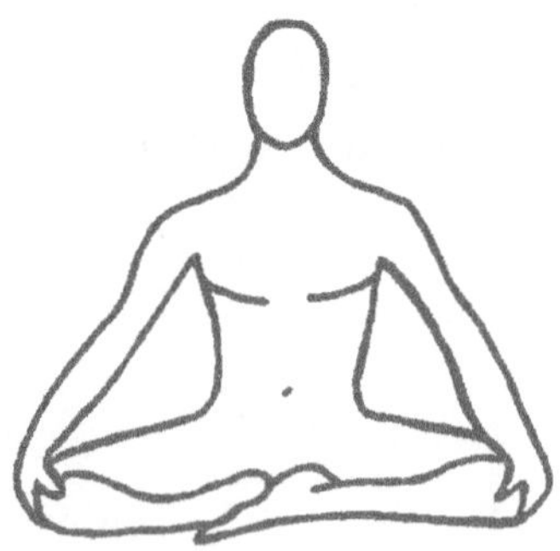

Vayuthanâsana – postura da acomo-dação de gases. Deitar com as pernas juntas e esticadas. Numa inspiração, elevar a perna direita e dobrá-la contra o peito, segurando-a com as duas mãos. A perna esquerda mantém-se bem esticada no chão (observar para não dobrar o joelho). Elevar a cabeça, na expiração, encostando-a no joelho direito dobrado. Descer a cabeça inspirando, elevar a perna e descê-la até encostar no solo. Executar o mesmo movimento com a outra perna.

Trabalho desta postura: extensão completa do joelho esticado; flexão completa do joelho dobrado.

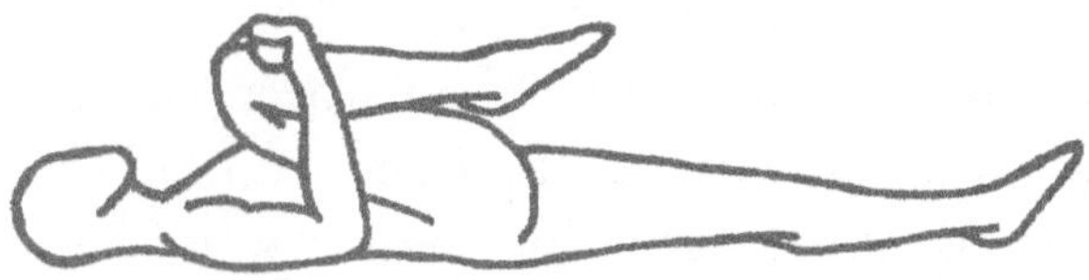

Marichyâsana – postura do sábio Marichy. Sentar-se no solo, com as duas pernas esticadas. Dobrar o joelho esquerdo, colocando a planta do pé no chão. Projetar o corpo para frente, com um pequeno flexionamento do quadril. Passar o braço esquerdo pela frente do joelho dobrado, juntando as mãos atrás do corpo, elevar um pouco o tronco, mantendo a perna direita estendida no chão. Inspirar e, ao expirar, girar o corpo para o lado da perna estendida. A torção é feita com a coluna reta. Ficar algum tempo na posição de torção, mantendo a respiração abdominal.

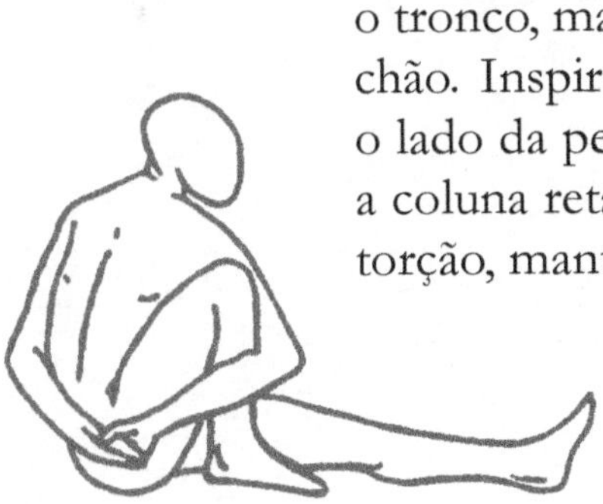

Perna estendida, trabalhando os extensores da perna em alongamento; perna dobrada, flexão total do joelho; flexão e adução do quadril; os músculos pronadores fixando a rotação do corpo.

Supta-Vajrâsana – postura do raio. Começar sentado, levar as pernas dobradas para trás e deitar. Cuidar para manter os músculos das coxas relaxados, não oferecer resistência nem contrair. Os ligamentos dos joelhos não podem sofrer com esse movimento. Caso não consiga ficar sentado nessa posição, usar um suporte sob as nádegas.

É movimento de grande alongamento do corpo todo. Rotação interna e adução coxofemoral; alonga os pés, tornando os seus ligamentos flexíveis; fortalece a abóbada plantar; trabalha fortemente os joelhos sem perigo de deslocar sua articulação em flexão. Músculos do quadril: quadríceps, sartório e adutores das coxas.

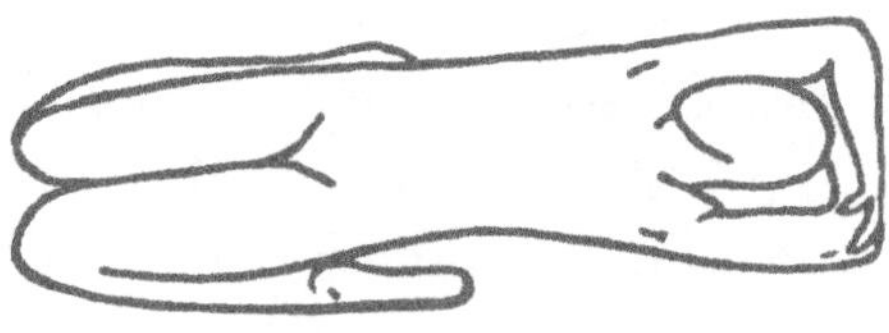

Ananthâsana – postura do Infinito. Deitar-se no solo lateralmente, formando o corpo uma linha reta da cabeça aos pés. Colocar a mão na cabeça, na altura do ouvido, com o cotovelo apoiado no chão. Elevar uma perna dobrada, segurar o hálux; em seguida, esticar bem a perna, numa inspiração. Manter os pulmões cheios de ar por alguns segundos. Ao desfazer a postura, soltar o ar e descer a perna. Trabalhar igualmente do outro lado.

Trabalho desta postura: extensão dos joelhos e do braço estendido; extensão total das pernas; semi-flexão do quadril.

Músculos principais da perna elevada em alongamento: tensor da fáscia-lata, iliopsoas, quadríceps crural, glúteos grande, médio e pequeno.

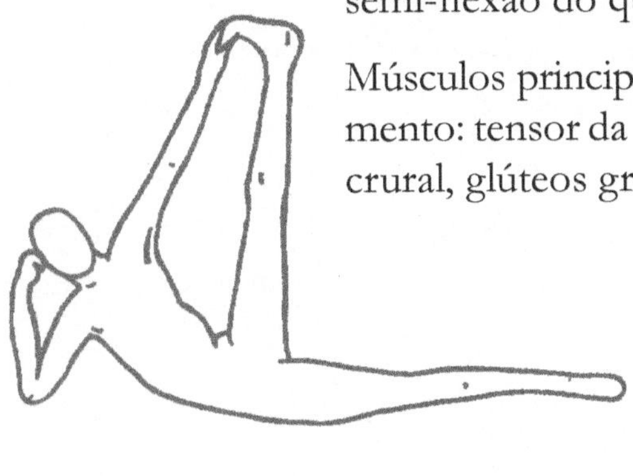

Gokarnâsana – postura da orelha de vaca. Deitar com as pernas esticadas e os braços ao longo do corpo. Numa inspiração, elevar o braço direito, levá-lo esticado até acima da cabeça e encostar as mãos no chão, expirando. Nova inspiração, elevar a perna esquerda bem estendida e soltar o ar. Ficar na posição alguns segundos. Para desfazer a postura, inspirar e descer o braço, expirando; depois, nova inspiração e descer a perna, expirando. Fazer o mesmo movimento no lado oposto.

Trabalho intenso do braço em extensão; os joelhos também se mantêm em extensão. O alongamento se faz nos braços, nas pernas e em todo o corpo.

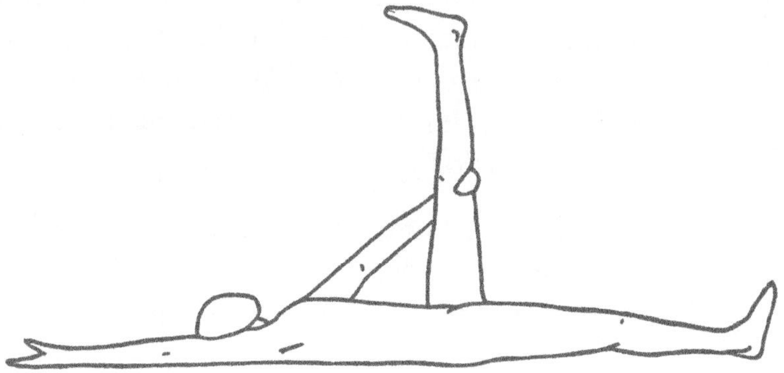

Exercício para os joelhos e coxas em alongamento

Ao ajoelhar-se, as escápulas se abaixam e a nuca se alonga; o pescoço mantém-se em recuo, com o queixo em Jalandhara Bhanda. Manter o ventre preso para não relaxar, os joelhos separados, na largura do quadril. Gradativamente, elevar o pé direito até a nádega, produzindo um forte alongamento da parte anterior da coxa, formando uma abertura da articulação coxofemoral na dimensão frontal. Manter-se algum tempo na posição e fazer o mesmo do outro lado.

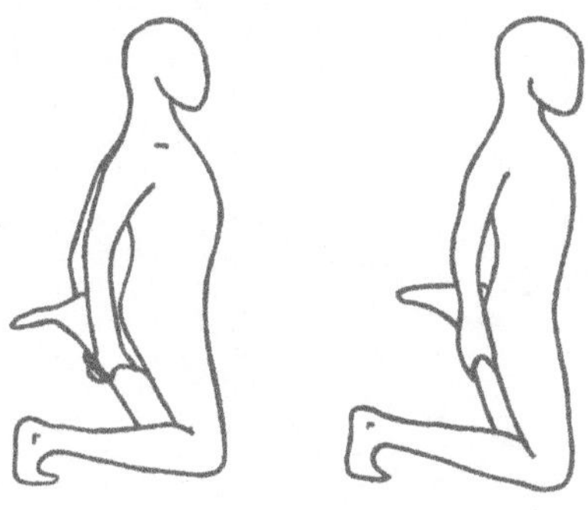

Ekappada Utthita Vijanushiras-parsha – postura da perna elevada e estirada, encostada no nariz. Sentar no solo, com as pernas esticadas. As mãos atrás do corpo, no nível das nádegas. As costas bem estiradas, como em Dadâsana. Dobrar os joelhos, com os calcanhares bem perto das nádegas.

Elevar a perna esquerda bem na vertical e levar o nariz ao joelho.

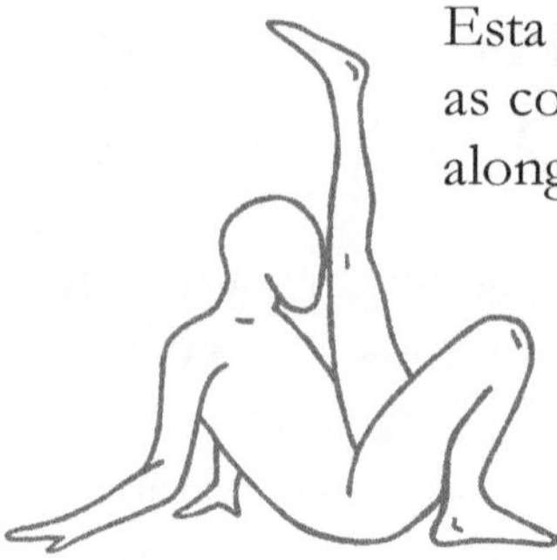

Esta postura tonifica o pescoço, o peito, o abdome, as costas, a coluna vertebral e as coxas, tudo em alongamento. Estira os músculos do tórax.

Utthita Hasta Padangusthâsana

– postura da perna estendida segurando o dedo do pé. Esta postura inicia-se em pé. Descansar o corpo na perna direita e elevar a perna esquerda estendida para frente, com a mão esquerda segurando o hálux.

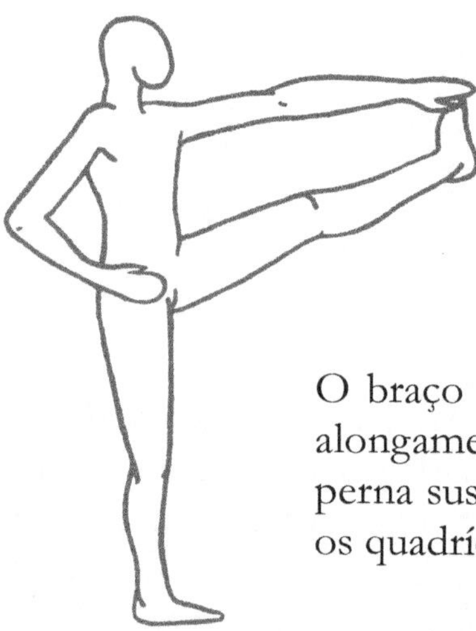

O braço direito fica dobrado na cintura. É um alongamento intenso dos joelhos e quadris. A perna suspensa em extensão trabalha fortemente os quadríceps da parte anterior da coxa.

Ardha-Chandrâsana – meia postura da lua. É um Âsana de equilíbrio. Em pé, descer o lado direito encostando a mão direita no chão, elevar a perna esquerda e manter a mão esquerda encostada na coxa. O peso do corpo descansa sobre o quadril e o pé direito. A mão direita, encostada no chão, atua somente como apoio para manter o equilíbrio.

Manter-se na posição respirando em ritmo e, ao desfazer a postura, voltar como desceu.

Trabalho intenso de alongamento do quadril e das pernas.

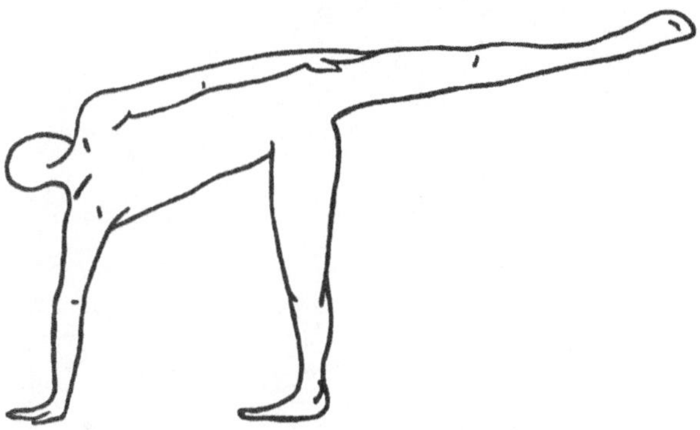

Estas posturas que apresentamos como alongamento dos joelhos, quer em flexão, quer em extensão, naturalmente também trabalham outras partes do corpo.

Alongamento do quadril – cintura pélvica

Zona lombar e seu suporte – a bacia, que é a peça mestra do corpo humano, apresenta uma arquitetura muito complexa com uma mobilidade no plano sagital, que se chama retroversão.

Chamamos de cintura pélvica a estrutura óssea e fibrosa, com ligamentos formando a base do tronco e promovendo a junção dos membros inferiores e da ráquis. Sua função principal é assegurar a estabilidade do corpo. A bacia óssea, que possui a forma de um anel, é composta pelo sacro, na parte posterior e pelos dois ilíacos nas laterais.

O centro de gravidade do corpo varia segundo a morfologia e a atitude da pessoa.

O equilíbrio das articulações intervém particularmente na boa posição da bacia.

A lordose lombar é uma curvatura exagerada dos segmentos inferiores da coluna. A bacia está ligada, na parte superior, à coluna lombar e ao sacro e, na parte inferior, aos membros inferiores, aos quais se une por importantes articulações dos quadris.

O quadril encontra-se entre a articulação da bacia e do fêmur. É a parte lateral do corpo humano desde a cintura até a parte superior da coxa. Os ossos do quadril são recobertos por grandes massas musculares.

Para que um indivíduo ande e se mantenha em pé, é preciso que haja uma musculatura para este fim. Geralmente, a amplitude de movimentos do quadril é um tanto limitada: quando há falta de flexibili-dade, poderá atingir regiões como lombo-pélvica, joelhos e pés.

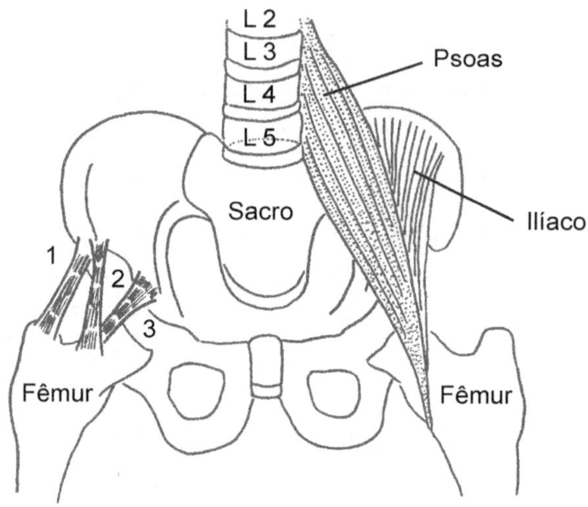

1 2 3 Ligamento de Bertin e Púbico-femural

Exemplos de Âsana em alongamento e flexionamento do quadril

O músculo tensor da fáscia-lata intervém em todo o movimento de flexão dos quadris, de abdução e de rotação interna, juntamente com outros músculos, como o psoas. De um modo geral, todas as posturas de flexionamento anterior e posterior implicam uma flexão do quadril.

Paschimottanâsana – conhecida como a postura da pinça, pela maneira como o corpo se dobra. Sentar no solo, com as pernas bem estendidas, coluna reta, sem tensão, as mãos ao lado das coxas. Numa inspiração, elevar os braços na vertical. Inclinar o quadril ligeiramente para a frente e descer o corpo, na expiração, e levar as mãos até os dedos grandes dos pés. Se possível, encostar a cabeça nos joelhos. Os movimentos devem ser suaves, sem forçar o corpo.

Ficar na posição durante alguns segundos, respirando em ritmo, colocando a respiração na parte alta do peito, ou seja, respiração clavicular. A inspiração é um pouco difícil, mas a expiração é mais fácil. À medida que a coluna e o quadril vão se alongando, tornando-se mais flexíveis, pode-se modificar a posição das mãos, levando-as até a sola dos pés. O movimento se faz com um estiramento ativo de toda a musculatura em tensão.

Flexão completa do quadril; alongamento vertebral; cintura escapular arqueada para frente; nuca em ligeira extensão.

Variante de Paschimottanâsa

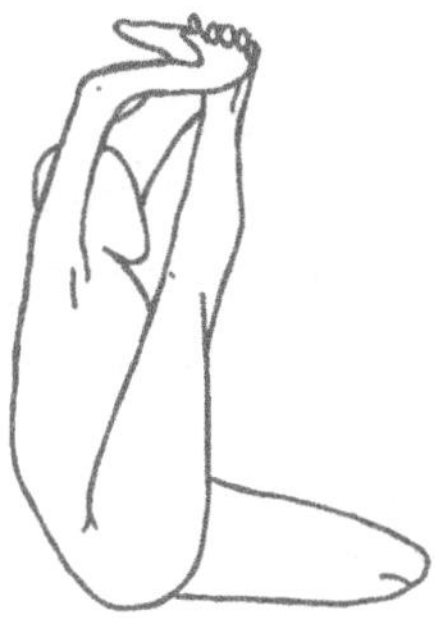

Sentar com as pernas estendidas, elevar, numa inspiração, a perna direita, segurando o hálux, e ficar respirando em ritmo. A perna mantém uma forte pressão sobre o abdome.

Descer uma perna e fazer o mesmo movimento com a outra.

Esta postura se divide em zonas de trabalho: a fixação da coluna, bem reta; a fixação das pernas retas e levantadas; a tensão do abdome provocada pelas coxas; o busto livre na respiração. Externamente, os benefícios são evidentes.

Nível de articulação: extensão variável da perna elevada, com flexão e rotação externa; sacro e coluna vertebral o mais ereta possível; a cintura escapular elevada; braço em flexão variada; dedos e artelhos em flexão completa.

O que não se deve fazer nessa postura: deixar a perna relaxada; tirar do chão o joelho da perna estendida; crispar os braços e as espáduas; atirar a cabeça para trás; curvar as costas.

Esta postura trabalha o alongamento da cintura pélvica, as pernas em extensão.

Upavistha Konâsana – postura sentada em ângulo. Sentar no solo, com as pernas esticadas e bem afastadas. Numa inspiração, elevar os braços, torcer o corpo para o lado esquerdo e descer expirando, encostando a cabeça no joelho; os braços estendidos, segurando os dedos do pé.

O que não se deve fazer nessa postura: levantar os joelhos e as pernas do chão; levantar as nádegas do chão; deixar a coluna arredondada.

Alongamento das pernas em grande extensão, flexão do quadril; flexão dos pés.

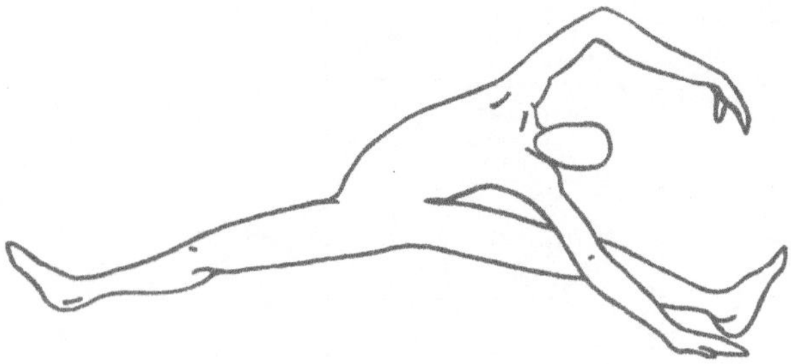

Variantes de Jâthara Parivarthanâsana

Deitar com os braços abertos em cruz, o corpo todo encostado no chão, relaxado, com respiração suave, como na postura de Jâthara-Parivarthanâsana. Numa inspiração, elevar a perna direita dobrada contra o peito. Depois elevá-la no prolongamento da coxa. Relaxar na postura, executando exercícios com os pés para cima, inspirando e, expirando, levar o pé para baixo. Abaixar lentamente a perna. Executar o mesmo movimento com a outra perna. Depois, elevar as duas pernas e executar os mesmos movimentos com as duas pernas.

Esta postura trabalha a musculatura abdominal; melhora a circulação sanguínea e ativa a energia das pernas em alongamento; trabalho do quadril em flexão ativa, como se observa nas figuras da página seguinte.

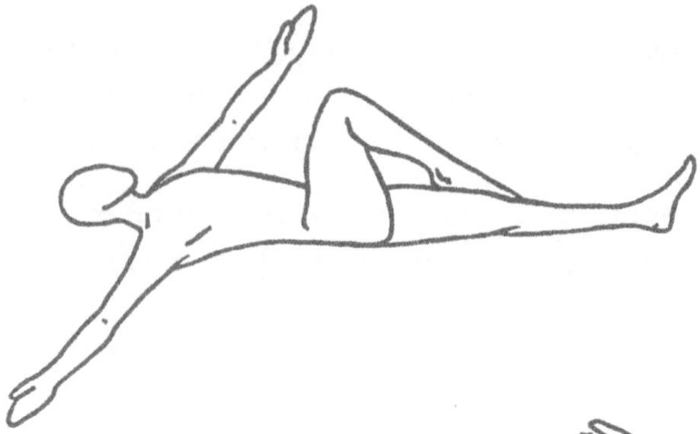

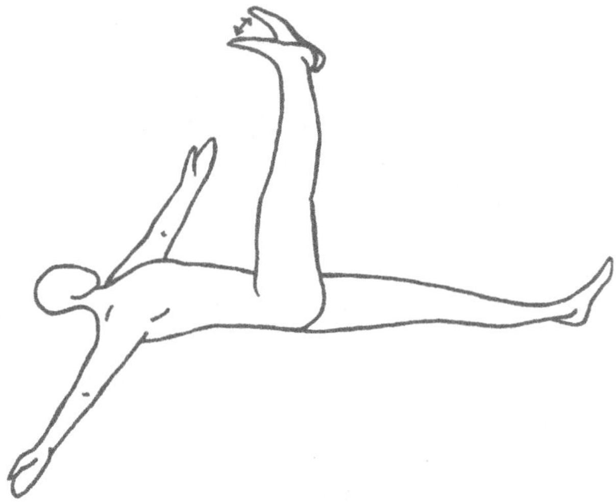

Maha-Mudrâ – postura do grande gesto. Colocar-se na posição sentada, com as pernas esticadas. Dobrar a perna esquerda, encostando o calcanhar no períneo; a sola do pé, em contato com a coxa direita. Inicialmente, o quadril é ligeira-mente levado para frente. Flexionar mais o quadril até encostar as mãos nos dedos do pé, sem arre-dondar a coluna.

O queixo, em Jalandhara-Bandha, deixando a nuca reta e solta. Inspirar fundo e, na expiração, contrair o ventre em Mûla Bandha e o ânus em Aswini Mûdra. Ao término de alguns segundos, relaxar a tensão do ventre com respirações abdominais.

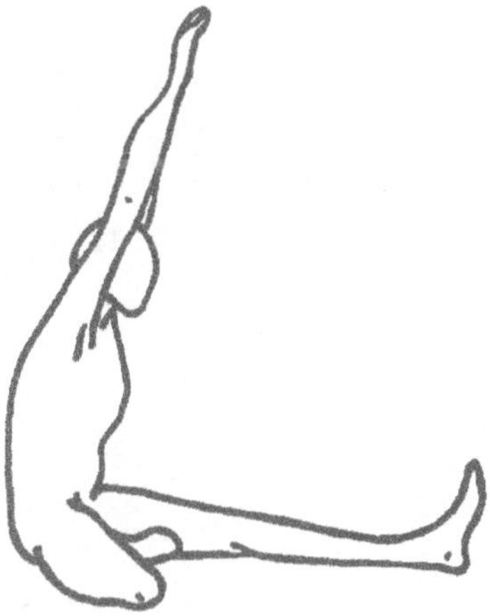

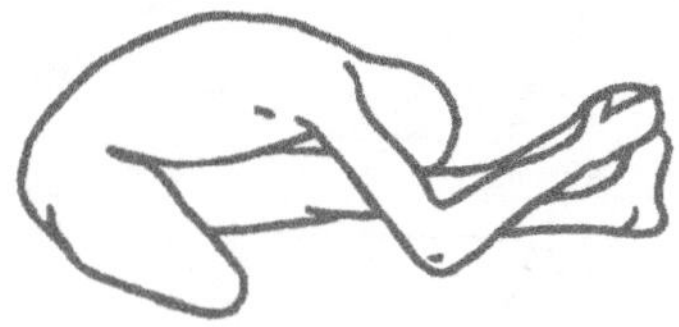

Ao terminar a postura, relaxar toda a tensão muscular, respirando tranquilamente, trazendo a cabeça para a posição normal. Repetir o mesmo movimento do outro lado.

Trabalho desta postura: flexão do quadril, alongamento da coluna vertebral, cintura escapular para frente em extensão, nuca em ligeira extensão, rotação interna da coxa, flexão do joelho.

Akarna-Dhanurâsana – postura do arqueiro. Sentar no solo, com as pernas esticadas. Dobrar a perna direita. Lentamente, inclinar o corpo para frente; pegar o dedo grande do pé esquerdo com o indicador e o polegar da mão esquerda. A perna direita deve estar dobrada e encostada no chão. Segurar o dedo grande do pé direito com os dedos indicador e polegar da mão direita. Expirar, dobrar o cotovelo direito, elevando a perna dobrada. Após uma inspiração, soltar o ar e levar o pé à altura do ouvido. Ficar na posição durante alguns segundos, mantendo a respiração normal.

Para desfazer a postura, descer a perna direita, soltando os dedos das mãos e dos pés; estirar novamente as duas pernas e, colocando a coluna reta, descansar um pouco para executar o movimento no lado oposto.

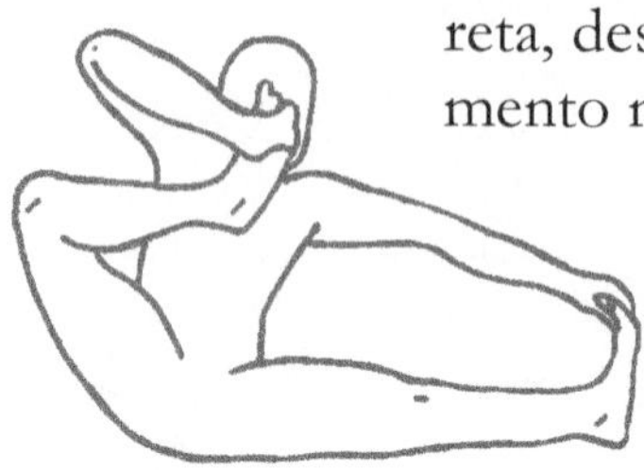

Trabalho desta postura: ligeira flexão do quadril, flexão do pé da perna esticada, flexores dos tornozelos. Músculos da região dorso-lombar que trabalham nesta postura: grande dorsal, espinhais, quadrado lombar.

Ardha Matsyendrâsana – postura do rei dos peixes. É uma postura sentada com uma torção acentuada. Sentar-se no solo, com as pernas esticadas. Dobrar a perna direita, colocando o joelho encostado no chão. Passar a perna esquerda por cima da direita e colocar o pé esquerdo bem pousado no chão. Passar o braço direito pelo joelho da perna esquerda dobrada, segurando o pé; a outra mão fica sobre o solo, perto da nádega; manter a coluna o mais reta possível. Numa inspiração, torcer o corpo para o lado da perna esquerda; expirar pelo abdome. Repetir para o outro lado.

Trabalho da postura: rotação interna da coxa; flexão do joelho no solo; pé em extensão; flexão e abdução do quadril; cintura escapular: rotação externa; semiflexão; adução e rotação interna; extensão do braço.

A torção do quadril proporciona um intenso movimento da cintura pélvica.

Músculos do tronco que trabalham nesta postura: parede abdominal – retos abdominais; espinhais; oblíquos internos e externos.

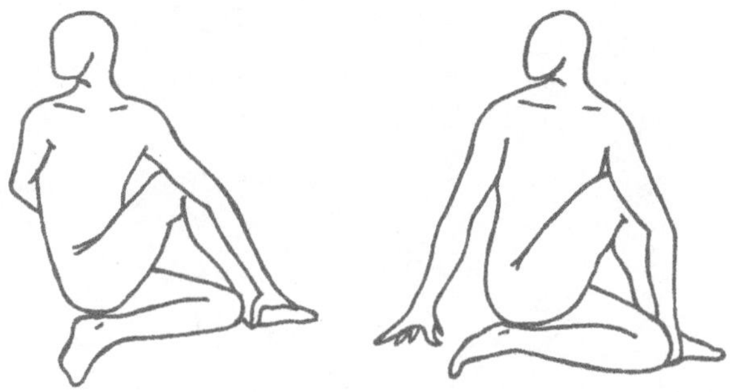

Kurmâsana – postura da tartaruga. Sentar no solo, com as pernas bem afastadas. Numa inspiração, elevar os braços na posição horizontal e flexionar o quadril, descendo o tronco e expirando lentamente. Cada mão segura o pé correspondente ao seu lado.

A flexão do quadril é muito forte, sendo possível encostar a cabeça no chão. Logo depois de desmanchar esse Âsana, fazer uma contrapostura, como Dwipâda Pîtham.

Kurmâsana é uma postura que requer muita preparação, principalmente da lombar, quadril e adutores das coxas.

Flexão intensa dos quadris, extensão dos braços e das pernas; há grande esforço da articulação coxofemoral.

Quadril: estiramento dos adutores do quadril e das coxas; reto femoral, iliopsoas, tensor da fáscia-lata, sartório.

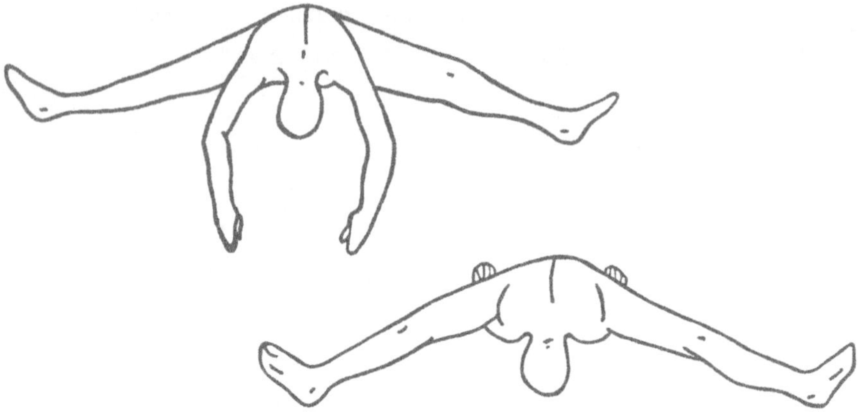

Yoga Mudrã – postura símbolo do Yoga. Sentar-se numa das posições de meditação, como Sukâsana, Padmâsana ou Siddhâsana. A mão direita segura o pulso esquerdo nas costas. A coluna se mantém reta, a bacia bem equilibrada, pois seu trabalho é grande neste movimento.

Numa inspiração, com os olhos fechados, trazer o corpo numa ligeira torção para o lado esquerdo; soltando o ar, descer o tronco até encostar a cabeça no joelho esquerdo; elevar o corpo inspirando e voltar-se para o lado direito, fazendo o mesmo movimento.

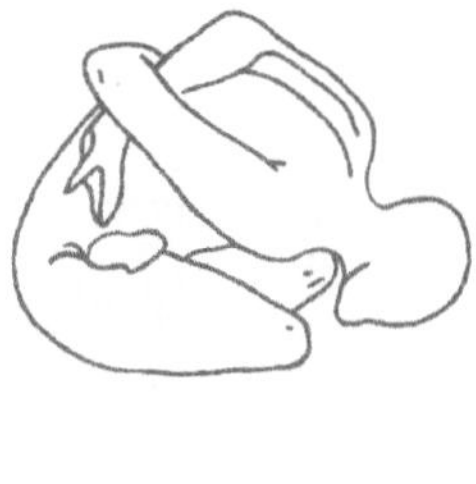

Rotação externa da coxa; flexão completa da bacia para frente.

Tronco: músculos espinhais, parede abdominal, trapézio.

Bacia: iliopsoas.

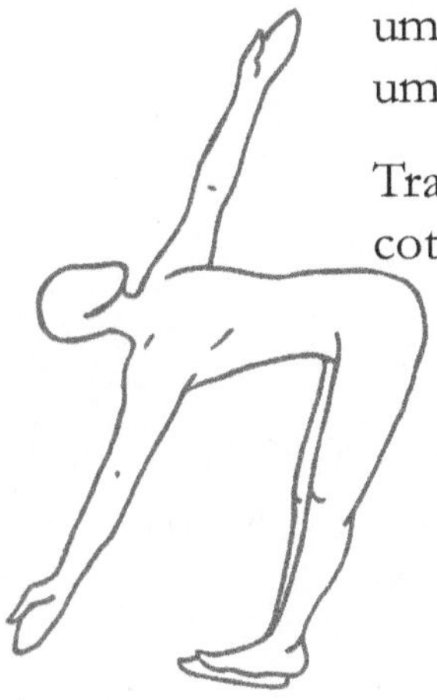

Jathara Parivritti ou Parivarthanâsana – postura do abdome que dá volta para o lado. Deitar de costas no solo, abrir os braços em cruz, as pernas esticadas e juntas no alinhamento do corpo. Numa inspiração, elevar as pernas juntas e esticadas (não dobrar os joelhos), depois descer as pernas para o lado esquerdo até encostar os pés no chão, soltando o ar. Executar o movimento para o centro, descendo as pernas, depois, então, fazer o mesmo trabalho para o lado direito. Durante a postura, manter o máximo de passividade. Para um bom desempenho desta postura, é necessária uma preparação especial de alongamento.

Trabalho desta postura: extensão dos joelhos e cotovelos; grande flexão dos quadris.

Músculos da bacia que entram nesse movimento: iliopsoas, tensor da fáscia-lata, reto da coxa.

Variantes de Jathara Parivritti ou Parivarthanâsana

Trabalho do fêmur e quadril em alongamento.

Deitar de costas, os braços em cruz, as pernas juntas e retas. Manter uma respiração suave, tomando consciência de todo o corpo, que se encontra deitado no chão, procurando um relaxamento dos músculos, utilizando apenas os necessários, sem excesso de força.

Figura A. Elevar a perna direita lateralmente e encostá-la no chão; virar a cabeça para o lado esquerdo, manter-se algum tempo na posição, sentindo o alongamento das pernas e do quadril.

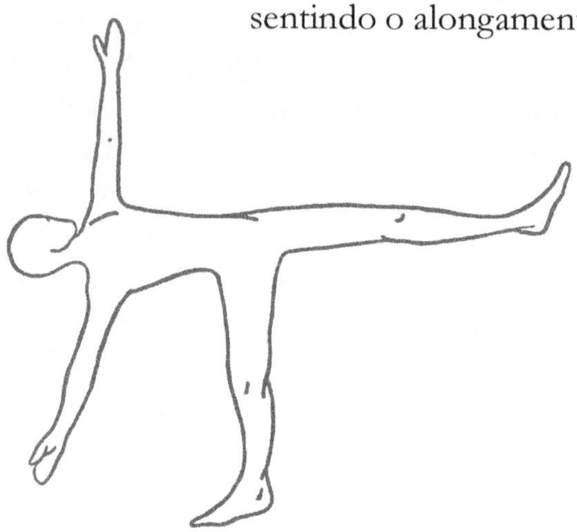

Figura B. Elevar a perna esquerda e passar por cima da direita encostando o pé no chão. Virar a cabeça para o lado esquerdo.

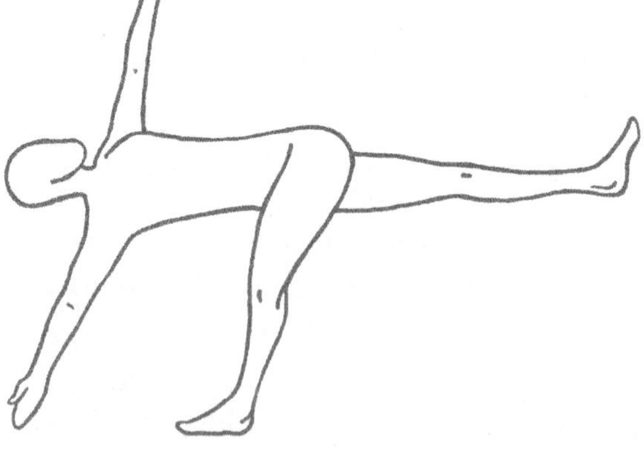

Figura C. Elevar a perna esquerda lateralmente e segurar o hálux, virando a cabeça para o lado esquerdo.

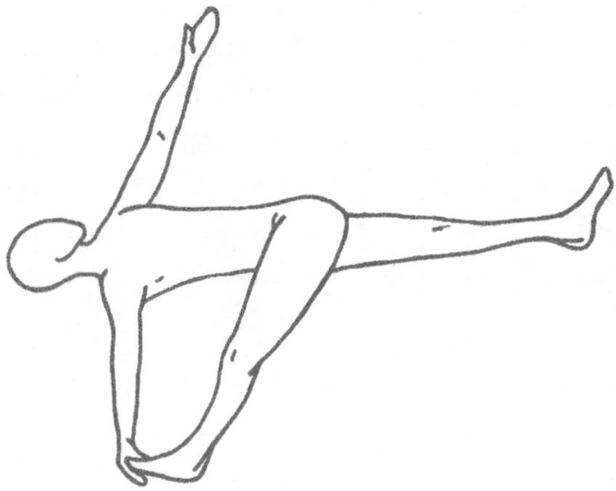

Figura D. Elevar a perna esquerda bem reta e, no alto, segurar o dedão do pé (hálux).

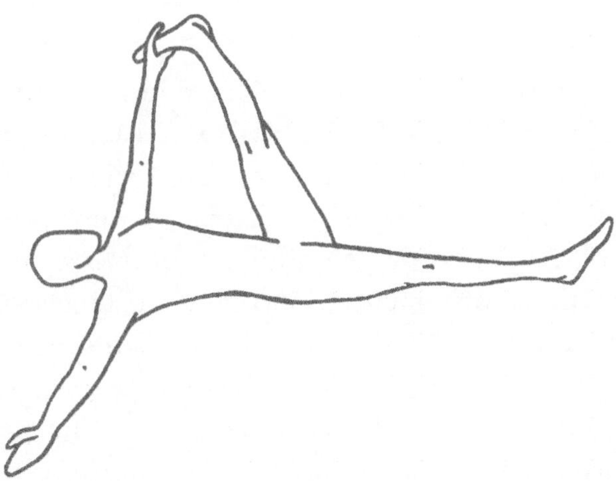

Ardha Dwipaddha Virâsana – postura dos dois pés do herói. Em pé, na posição de partida, os pés juntos. Avançar a perna esquerda num passo bem grande, ficando o corpo no eixo desse movimento. Os dedos entrelaçados nas costas, mantendo as escápulas no plano da bacia. Inspirar, depois flexionar o joelho esquerdo, expirando, enquanto o busto fica reto. A perna esquerda é fixada pelo pé esquerdo e mantém-se estendida. O trabalho se faz sentir no nível do quadril.

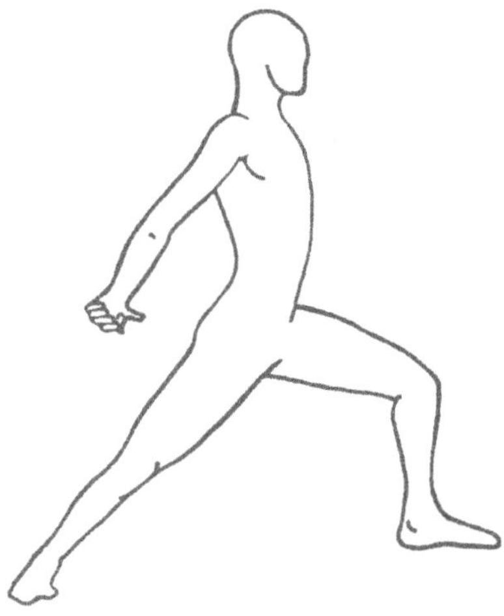

Natarajâna – Natarajâna é um dos nomes do deus Shiva, o Senhor da Dança Cósmica. É uma postura de equilíbrio em pé. Deixar a bacia solta, as costas retas, o olhar fixo num ponto, a perna esquerda estendida; o pé pousado no chão, o ventre reentrado, o pescoço recuado, as espáduas para trás, retas. Lentamente, dobrar a perna direita para trás e segurar o tornozelo, equilibrando-se na perna esquerda. Inclinar o corpo para frente, empurrando a perna direita para trás, sempre segura pela mão direita. Erguer o corpo com a coluna em arco. Repetir com a outra perna.

Trabalho intenso do quadril, cintura pélvica, coxa em extensão e a perna dobrada com alongamento dos quadríceps.

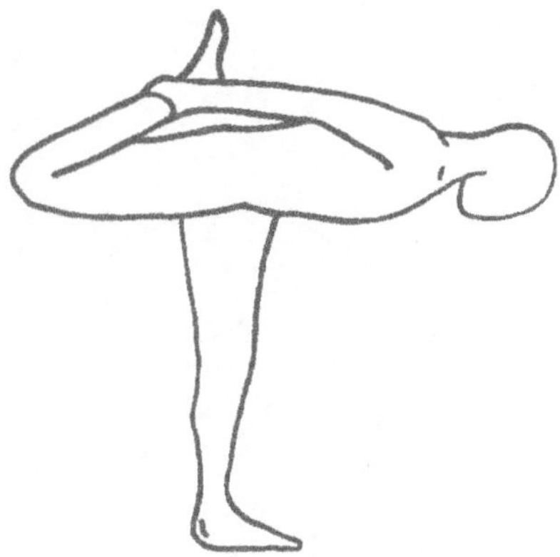

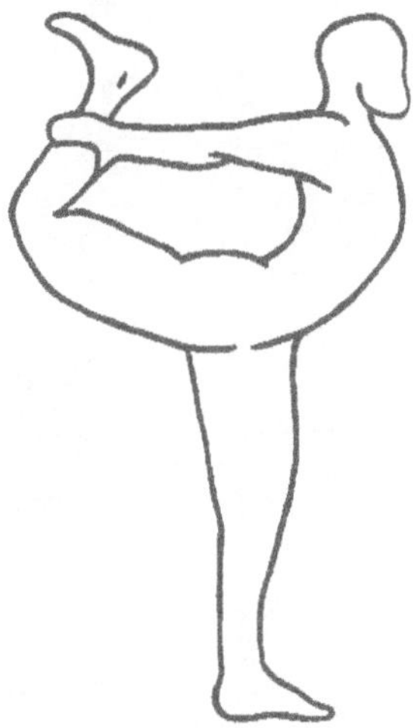

Baddha Gonâsana – postura do ângulo limitado, exige igualmente uma grande rotação externa dos quadris. Os joelhos devem descer corretamente para permitir encostar-se a cabeça no solo. Todas as posturas com movimento de flexionamento anterior podem encontrar entrave no quadril; neste caso, a coluna não consegue uma boa flexão. Para facilitar este movimento, usar um suporte sob as nádegas.

Posturas que precisam de tonicidade: Ardha Utkatâsana, Parshva Uttanâsana, Bhujangâsana, Shalabâsana, Navâsana. Essas posturas já foram anteriormente citadas.

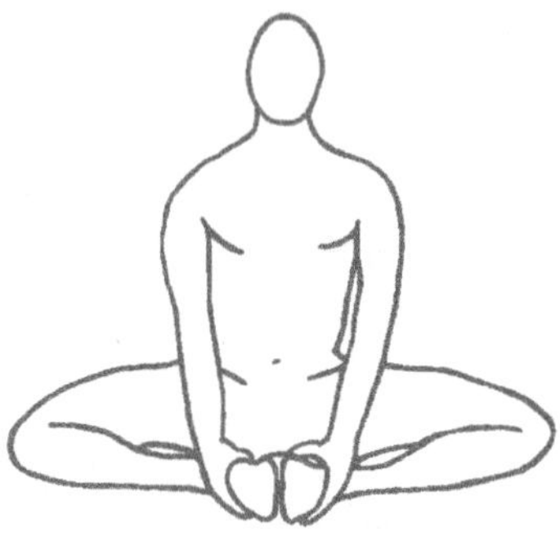

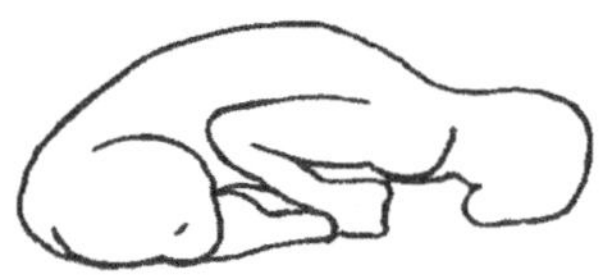

Movimentos de articulação dos quadris

Essa articulação permite uma infinidade de movimentos dos quadris, a partir destes três eixos:

a) um eixo para os movimentos de flexão--extensão;

b) um eixo para os movimentos de adução e de abdução;

c) um eixo para os movimentos de rotação interior e exterior.

Vistrita-Pârshva-Bhumanaskarâsana – postura de saudação à terra. Sentar-se no solo, com as pernas afastadas, inicialmente com as mãos sobre as coxas.

Dobrar os braços, mantendo-se os dedos afastados, fixar o olhar para frente, sem mover as pernas. O corpo também se mantém ereto, com as mãos, na altura das espáduas. Inspirar e torcer o corpo para a direita, sem mover as pernas; pousar as mãos sobre o solo. Em seguida, descer os braços para encostar os cotovelos no chão. Descer o corpo, expirando. Virar completamente a cabeça, colocando a orelha esquerda encostada no chão, fazendo a rotação do busto que, juntamente com a cabeça, fica virado ao máximo. As palmas das mãos, os cotovelos, o busto, a face e a orelha esquerda ficam em contato com o solo. Manter-se na posição por alguns segundos, relaxadamente. Voltar à posição inicial e executar do outro lado. A respiração no início do movimento é natural; ao elevar os braços à altura das espáduas e erguer as costas, inspirar até a torção do corpo; ao colocar as mãos, os cotovelos e a cabeça no chão, expirar lentamente. Ficar com os pulmões vazios e com o corpo imóvel, na posição final. Após alguns segundos na postura, elevar o corpo, inspirando lentamente até a posição inicial.

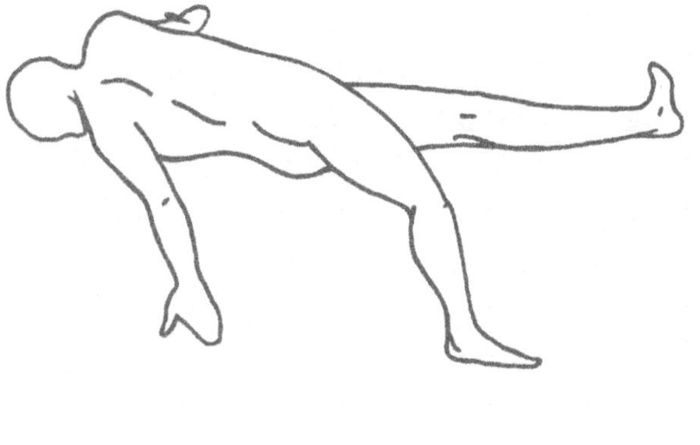

Trabalho desta postura: rotação completa do quadril, do pescoço, da coluna e dos cotovelos. Abdução das escápulas. Pernas em alongamento.

Músculos da bacia que trabalham nesta postura: iliopsoas, reto dos quadríceps, face anterior dos glúteos médio e pequeno, tensor da fáscia-lata.

Posição da bacia em alongamento

Deitar de costas, as pernas dobradas e os braços ao longo do corpo. Manter toda a lombar no chão, elevando o púbis. Cuidar para que a lombar não saia do chão. Dobrar os braços, os dedos entrelaçados sob a nuca. Numa inspiração, elevar o pescoço, o queixo ficando para baixo, no esterno. Ficar na posição um pouco, sentindo o alongamento do pescoço. Na expiração, descer a cabeça, esticando os dois braços no solo, acima da cabeça (cuidar para não tirar a lombar do chão), e alongando os punhos e os cotovelos em contato com o solo. Permanecer algum tempo nessa posição.

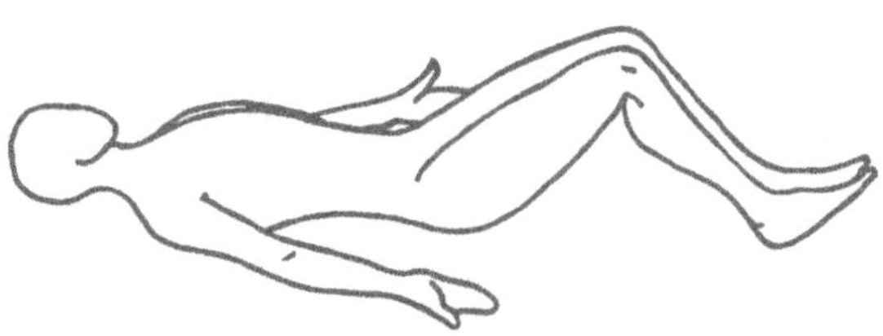

Lentamente (sentindo a lombar ainda no chão), deslizar cada calcanhar no solo, até esticar as pernas. Nessa posição, alongar todo o corpo, mantendo uma respiração tranquila e obtendo, assim, além de um alongamento completo, um bom relaxamento.

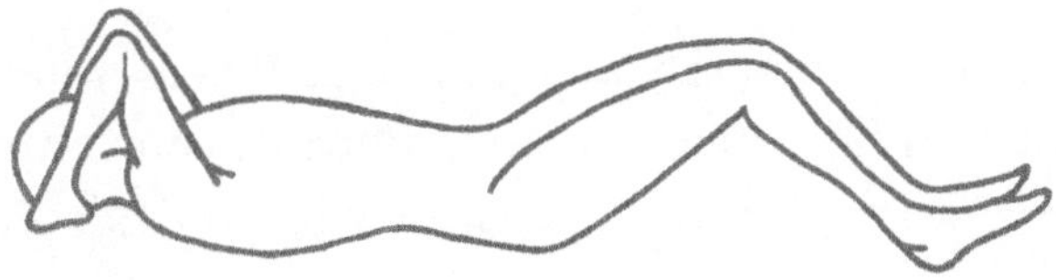

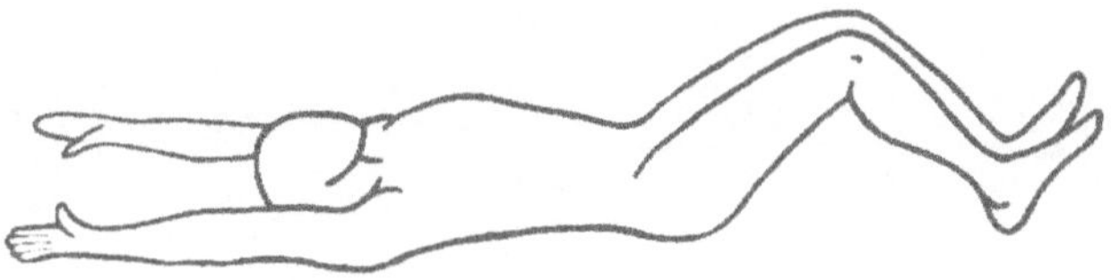

Alongamento da bacia

Deitar no solo com as pernas esticadas, as mãos ao longo do corpo. Numa inspiração, levar a perna direita dobrada contra o peito e segurar, com as duas mãos, o joelho. Manter a maior parte das costas no chão, elevando a cabeça para alongar a coluna cervical e a sua musculatura. Trazer o queixo para perto do joelho, mantendo os braços em volta da perna. As escápulas ficam abaixadas.

A perna esquerda fica bem estendida, alongando-se.

Observam-se então, duas situações:

a) um lado ativo, com a perna dobrada de encontro ao peito;

b) um lado passivo, com a perna esticada no chão.

Executar o movimento em cada perna algumas vezes, alternadamente.

Depois, ficar alguns instantes na posição estática, com os dois joelhos dobrados e a nuca encostada no chão.

De um modo geral, as posturas de flexão anterior implicam flexionar o quadril, como, por exemplo, Utthanâsana, Utkatâsana, Adho Mukha Svanâsana.

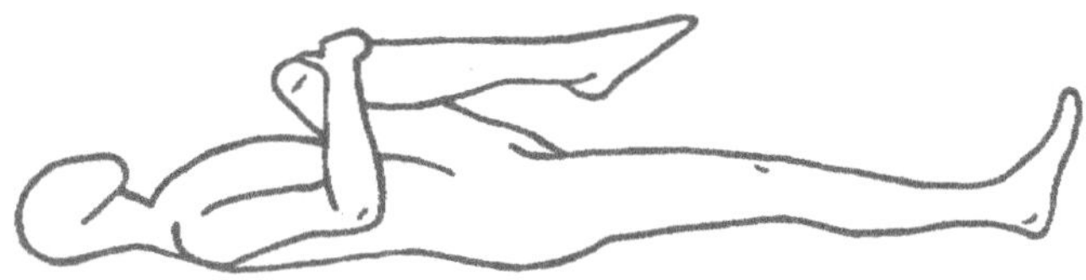

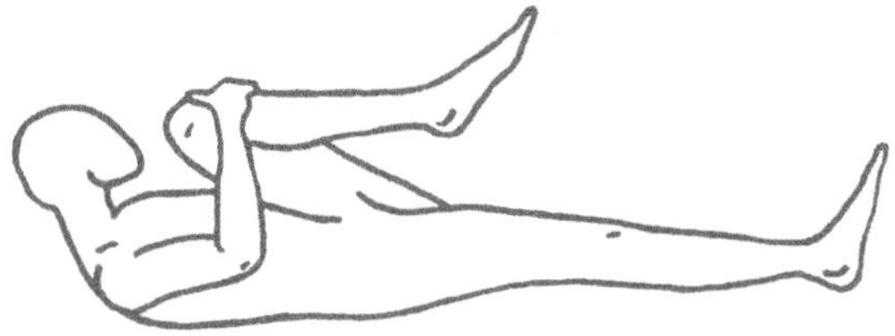

Shalabâsana – postura do gafanhoto.

Deitar em decúbito ventral, testa no chão, os braços ao longo do corpo, as palmas das mãos apoiadas no chão, participando do apoio do corpo.

Numa inspiração, elevar as pernas juntas e estiradas o mais alto possível, tirando todo o abdome do solo. Manter o queixo no chão, assim como o peito e as mãos, servindo de sustentação para os membros inferiores e a bacia. Manter-se na posição, com os pulmões vazios.

Inspirar e, durante uma expiração, descer e soltar todo o corpo.

O esforço considerável produzido pela massa muscular da parte anterior do corpo torna-se necessário e importante para deixar a cabeça numa posição simétrica, além da libertação da parte anterior da caixa torácica. Ela pode ser executada também elevando-se a cabeça do chão; o movimento torna-se mais suave. Extensão coxofemoral completa. Báscula da bacia.

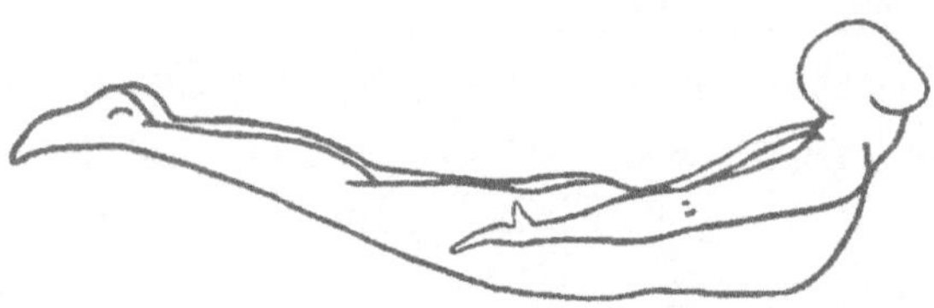

Ardha-Shalabhâsana

Deitar em decúbito ventral. Numa inspiração, elevar o braço direito e a perna esquerda. Manter-se na posição com o pulmão vazio. Inspirar e, ao descer o corpo, o braço e a perna, soltar o ar devagar. Executar o mesmo trabalho do outro lado.

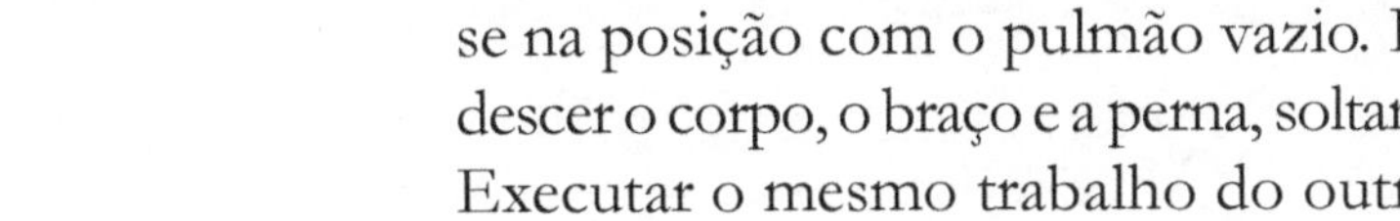

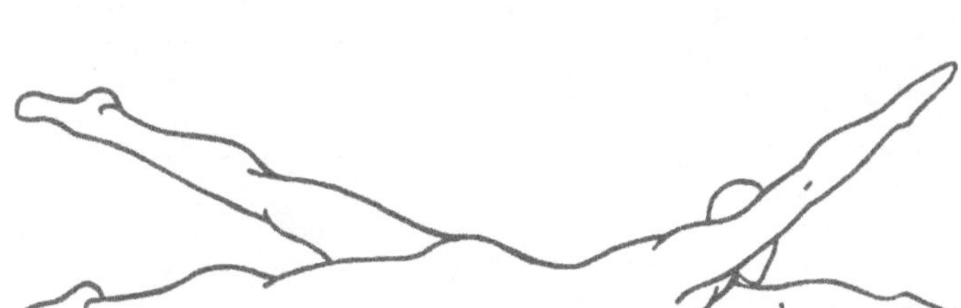

Além do alongamento dos braços, das pernas e dos joelhos, esse movimento proporciona um bom alongamento do corpo, sendo muito útil em casos de escoliose.

Yastikatâsana – Deitar de costas, estender as pernas para baixo e os braços para cima. Com a respiração presa por 6 segundos, estirar vagarosamente o corpo todo, com movimentos suaves; depois, soltar o ar e relaxar, soltando o corpo.

Pode corrigir maus hábitos posturais. Desenvolve a saúde dos músculos internos do corpo, principalmente os abdominais, afinando a cintura e o quadril.

É ainda indicado para o caso de hipotireoidismo.

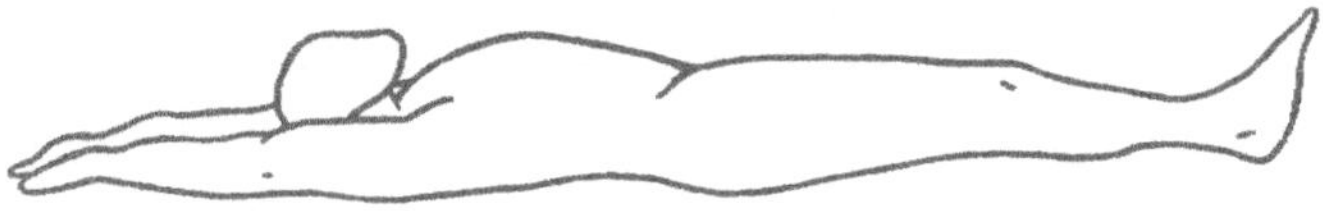

Makarâsana – postura do crocodilo. Deitar em decúbito ventral. Numa inspiração, erguer o corpo e as pernas ao mesmo tempo. As mãos ficam na cabeça.

Alongamento de todo o corpo.

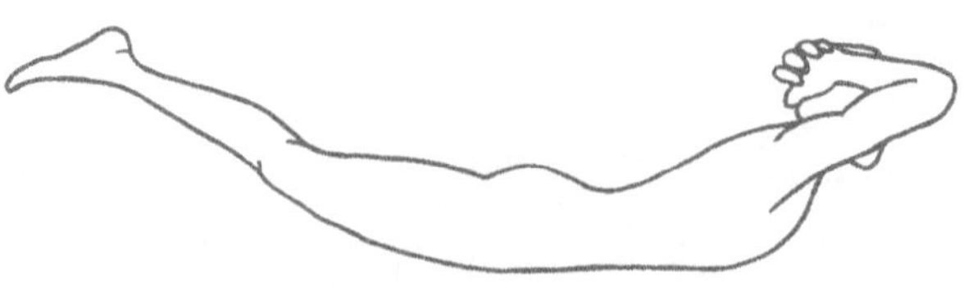

As modificações que o corpo assume depois dos exercícios de alongamento de Yoga permitem uma abertura das escápulas e o desenvolvimento pulmonar. É, na realidade, uma transformação do ser físico.

Tronco – Coluna vertebral – Costelas

O tronco é a parte central do corpo, constituído pela coluna vertebral, caixa torácica, cintura pélvica e cintura escapular.

A estrutura do tronco é sustentada pela coluna vertebral, também conhecida como ráquis ou espinha dorsal, uma formação osteocartilaginosa constituída por vértebras e discos. Apresenta-se como um osso longo, sólido e flexível que protege a medula espinhal e as raízes nervosas, contidas no canal raquidiano. Está dividida em três partes: a coluna cervical com 7 vértebras, a dorsal com 12 vértebras e a lombar com 5 vértebras.

A coluna vertebral está situada na parte posterior do tronco, que vai desde a base do crânio até a bacia. As numerosas articulações permitem uma grande flexibilidade, sendo que alguns segmentos são mais rígidos do que outros.

A coluna vertebral não é reta, possui curvaturas fisiológicas normais que lhe proporcionam flexibilidade e resistência, além de uma capacidade de absorção aos choques. Estas curvaturas, lordose cervical, cifose dorsal e lordose lombar são consideradas como normais. Uma acentuação exagerada dessas curvaturas é considerada como um desvio patológico.

O tronco apresenta um grande número de estruturas musculares, tendões, aponevroses e articulações, tal como no resto do corpo humano.

Os músculos desempenham um importante papel na sustentação do corpo. O esqueleto é o arcabouço flexível, onde se apóiam as estruturas musculares, com ossos que se unem por meio das articulações e tendões.

Músculos do tronco

O conhecimento sobre o funcionamento dos músculos em movimento é de grande importância para o trabalho de Yoga e alongamento do corpo. Um movimento solicita sempre um músculo ou grupo de músculos (agonista), responsáveis pela ação desejada, e um músculo ou grupo de músculos de ação oposta (antagonista) que estabelece o limite do movimento.

Para o trabalho de alongamento em Yoga, os músculos mais importantes do tronco são:

a) músculo sacro lombar, que começa no sacro, inserindo-se posteriormente nas costelas e nas últimas vértebras cervicais;

b) músculo dorsal, que se estende desde a região dorsal até a cabeça;

c) espinhoso, o músculo mais profundo, que une a região dorsal à cabeça.

Esses três músculos participam de todos os movimentos de extensão do tronco, de inclinação lateral e de contrações assimétricas.

Na flexão anterior do tronco, como no caso de Uttanâsana e outros movimentos anteriores, observa-se para um desempenho mais produtivo, a capacidade de alongamento dos músculos antagonistas e elasticidade dos músculos implicados no movimento.

Músculos abdominais que participam do movimento de flexão anterior: reto abdominal, oblíquo e externo e interno do abdome.

Músculos flexores do quadril que participam do movimento de flexão anterior: músculos reto femoral, iliopsoas, tensor da fáscia-lata, sartório e outros de menor importância.

Na flexão posterior do tronco, como no caso de Bhujangâsana, Shalabâsana e outros movimentos posteriores, a flexão dorsal do tronco é limitada pela capacidade de alongamento dos músculos da parede abdominal, pela elasticidade dos ligamentos da coluna e dos quadris e pela mobilidade das articulações intervertebrais. A parte ativa da flexão posterior do tronco está ligada aos músculos extensores.

Músculos que participam da flexão dorsal: eretor da coluna espinhal, grande dorsal, trapézio, glúteo máximo, ísquiocrurais.

Na flexão lateral do tronco em pé, como no caso de Chandrâsana e Nitambhâsana, a inclinação lateral do tronco ocorre, no momento inicial, por conta da gravidade; o tônus dos músculos antagônicos amortece essa inclinação.

Coluna Cervical

A coluna cervical, onde se apóia a cabeça, apresenta uma grande mobilidade em todas as direções, como nos Âsana Poorvothanâsana e Catshpasa Pîtham. Para manter a cabeça numa posição ereta, é solicitado um grande número de pequenos músculos. A fixação e movimentação da cabeça, porém, fica a cargo de músculos volumosos e poderosos, que contribuem essencialmente para os movimentos de extensão do pescoço, rotação e inclinações laterais.

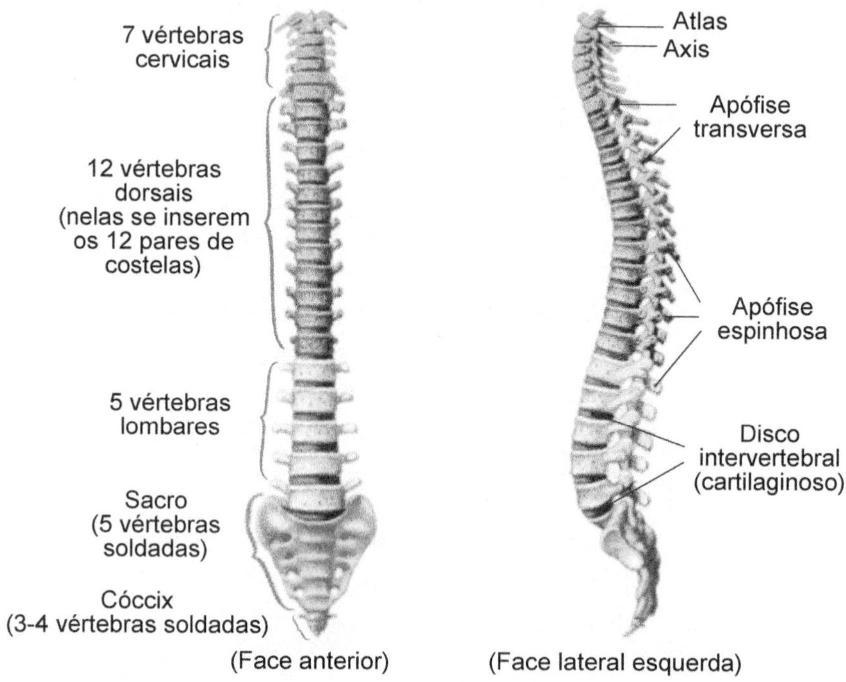

Músculos que participam dos movimentos da cabeça: esternocleidomastóideo e músculos escalenos anterior, médio e posterior. Na parte anterior do pescoço, encontram-se os músculos implicados na deglutição, na flexão, rotação e inclinação lateral do pescoço.

Costelas

As costelas compreendem doze pares de arcos ósseos que saem das doze vértebras dorsais, dirigindo-se para a parte anterior do tronco, formando a caixa torácica.

As costelas estão divididas em sete pares de costelas verdadeiras, ligadas diretamente ao esterno por meio de uma cartilagem; três pares de costelas falsas, ligadas indiretamente ao esterno por meio da cartilagem do par anterior; e dois pares de costelas flutuantes que não se unem na parte anterior.

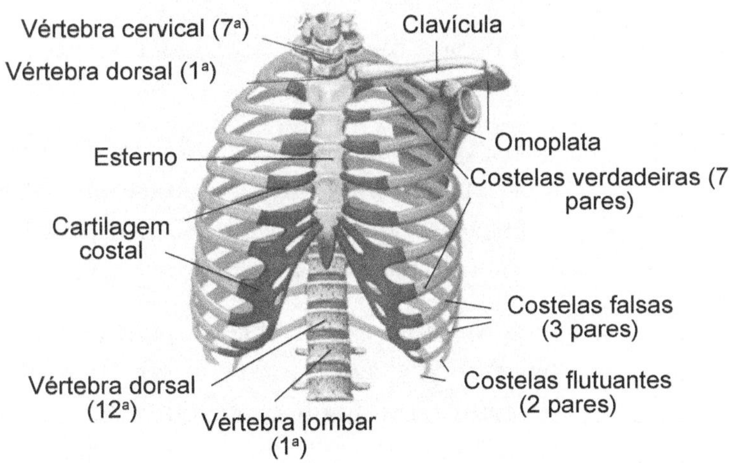

A cartilagem que une as vértebras ao esterno é frouxa e elástica, justamente para permitir os movimentos respiratórios.

As costelas protegem ainda o coração e os pulmões. Para o Yoga, é muito importante a consciência da respiração, sentindo o movimento de elevar e abaixar das costelas.

Não se pode falar do tronco e dos movimentos das costelas sem, obrigatoriamente, abordar o tema respiração.

Respiração

A respiração, nas posturas de Yoga, segue uma regra geral, com o objetivo de produzir diferentes efeitos durante as posturas:

a) no movimento de flexão anterior, a respiração é alta ou clavicular;

b) no movimento de flexão posterior, a respiração é abdominal;

c) no movimento de torção, a respiração é igualmente abdominal.

Na retenção de pulmões vazios após a expiração, o efeito da postura sobre o abdome é intensificado. Na retenção de pulmões cheios após a inspiração, o efeito da postura sobre a caixa torácica é intensificado.

Nos movimentos de flexão, a tendência é manter os pulmões vazios após expirar. Para intensificar o efeito de alongar e relaxar, retém-se o sopro após a expiração. Utiliza-se a retenção do sopro para aumentar a duração da inspiração.

A retenção de pulmões cheios serve para alongar a inspiração e a retenção de pulmões vazios, para alongar a expiração.

Essa prática de alongamento da expiração e retenção de pulmões vazios é chamada de LANGHANA que, em sânscrito, significa jejum, ou seja, "jejuar" os pulmões.

A prática do alongamento da inspiração e retenção da respiração de pulmões cheios é denominada BHAHMANA.

LANGHANA diminui as impurezas do abdome e BHAHMANA intensifica a capacidade pulmonar.

Estas práticas são contraindicadas na ocorrência de algumas patologias tais como a asma, que permite apenas o alongamento da expiração sem retenção de pulmões cheios ou vazios, ou qualquer outro problema pulmonar.

A retenção do sopro é contra-indicada na ocorrência de qualquer problema pulmonar. Se, durante a prática respiratória, acontecer um aumento repentino da frequência cardíaca, recomenda-se a imediata interrupção da prática. Existe uma íntima relação entre a frequência cardíaca e a respiração. O pulso se acelera quando a respiração é insuficiente. Quando o sopro se torna curto, não é aconselhável fazer retenções.

Há também razões psicológicas que ocasionam alterações do ritmo respiratório. Pessoas ansiosas ou portadoras de cardiopatias não devem praticar retenções respiratórias, porque o aumento da frequência cardíaca gera mais ansiedade.

Usa-se a prática de Samanavritti (*samana* = igual, *vritti* = movimento) com a finalidade de tornar consciente e educar o ritmo respiratório. Em Samanavritti, o movimento igual ocorre com a inspiração e a expiração obedecendo a um mesmo ritmo.

Como exemplo, no ritmo 4 : 4 : 4 : 4: inspira-se em 4 tempos, prende-se o pulmão cheio em 4 tempos, expira-se em 4 tempos e prende-se o pulmão vazio em 4 tempos.

Usa-se a prática de Vishamavritti (vishama = desigual, vritti = movimento) para atingir os benefícios respiratórios decorrentes dos diferentes tipos de alongamento e retenção do sopro. Em Vishamavritti, o movimento desigual se faz com a respiração em ritmos diferentes.

Exemplos:

a) ritmo 6 : 24 : 12 : 6. Inspira-se em 6 tempos (ou segundos), prende-se o pulmão cheio em 24 tempos, expira-se em 12 tempos e prende-se o pulmão vazio em 6 tempos;

b) ritmo 10 : 0 : 20 : 0. Inspira-se em 10 tempos, não se faz retenção de pulmão cheio (0), expira-se em 20 tempos e não se faz retenção de pulmão vazio (0).

Exemplos de Âsana em alongamento e flexionamento do tronco

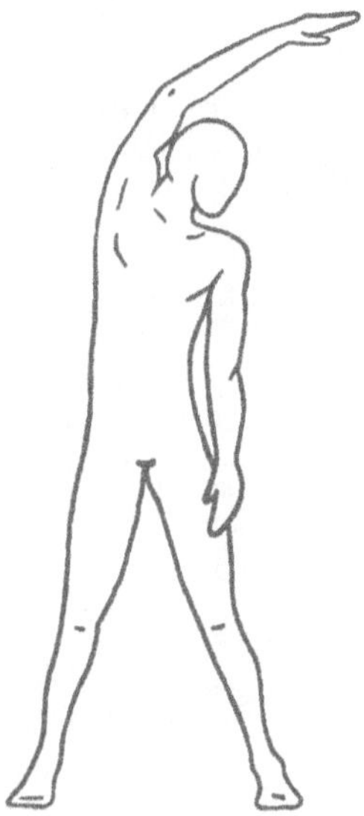

Chandrâsana – meia postura da lua. Em pé, os pés paralelos e separados com uma distância de, aproximadamente, dois palmos; as mãos, ao longo do corpo; a bacia fixa. Numa inspiração, lentamente flexionar o corpo, elevando o braço esquerdo acima da cabeça. Ao virar a cabeça para o lado direito, o braço direito permanece ao longo do corpo e a mão acompanha a descida do corpo. Manter a respiração presa por alguns segundos, com os pulmões cheios de ar. Ao desfazer a postura, trazer o corpo tão lentamente quanto o desceu. Trabalhar o outro lado.

Nesta postura, a região da cintura lombar trabalha ativamente. O peso do corpo deve ser distribuído entre os dois pés, apesar da tendência de cair para o lado em que a mão desce. Cuidar para que isso não aconteça, assim como o deslocar do quadril e das pernas.

Esta postura produz um grande alongamento das laterais do tronco, assim como dos braços.

Vrkâsana – postura da árvore deitada.

Alongamento da coluna na "postura da árvore deitada".

Deitar de costas no chão, devagar, sem pressa, permitindo que o peso do corpo aja de maneira que a vontade do praticante não intervenha na postura.

Dobrar a perna direita no chão, punho e olho direitos fechados; mão esquerda aberta com as palmas viradas para cima e olho esquerdo aberto.

Relaxar na postura e levar a atenção para o lado esquerdo do corpo e para a respiração que se efetua pela narina esquerda.

Observar o lado esquerdo em alongamento. Depois, executar com o outro lado.

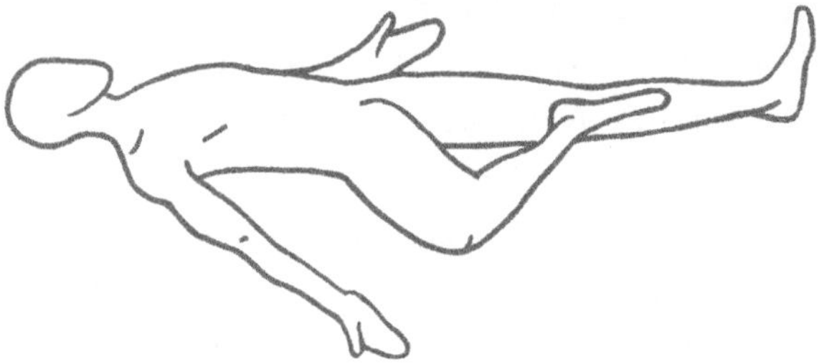

Bhega Kryia (bhega = gaivota, kryia = limpeza)

O objetivo desta postura é retirar todo o ar residual dos pulmões. Em pé, com as pernas afastadas, flexionar o corpo para frente, abrindo os braços, com os punhos virados para baixo. Iniciar com uma inspiração. Depois, ao descer o corpo, soltar o ar, expirando moderadamente. Logo após, elevar o corpo alguns centímetros sem respirar. Em seguida, descer expirando o ar que ainda ficou preso.

Os braços não acompanham o tronco nas descidas. Eles não ficam tensos para não contrair a cintura escapular; desta forma, impede-se o bloqueio dos movimentos no alto do tórax. Trabalho da lombar estimulando as raízes nervosas raquidianas dessa zona.

Observamos um alongamento do tronco, pois a coluna se mantém reta. Por isso, ao descer o tronco, é preciso levar o quadril um pouco para trás, para que a coluna fique bem encaixada e alongada.

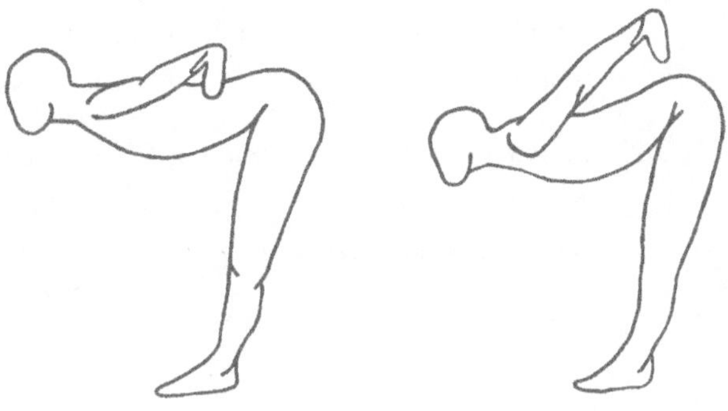

Adho Mukha Svanâsana (mais adiantado)

Esta postura se inicia a partir da posição em decúbito ventral, as mãos colocadas no chão, na altura das axilas. Depois, com os braços pousados no solo, elevar a bacia o mais alto possível e os braços levados no prolongamento do busto.

Observar particularmente estes três pontos:

1) Não dobrar os joelhos nem os cotovelos, mantendo-os paralelos e não deixar a cabeça cair para o lado;

2) Progredir lentamente na postura, com a ajuda da respiração completa. Dessa forma, os espaços pulmonares ficam bem liberados. Manter a expiração alongada;

3) Conservar-se na posição durante algum tempo.

É comum sentir dificuldade nas espáduas, pois estas são fortemente trabalhadas e podem incomodar nessa nova dimensão do movimento.

A parte posterior das pernas e dos joelhos, bem como os tendões de Aquiles, podem mostrar-se curtos na posição. Não dobrar os joelhos nem tentar encostar os calcanhares no chão.

Durante a postura pode aparecer uma fadiga dos punhos, dada a posição que, no entanto, também os fortalece e flexiona.

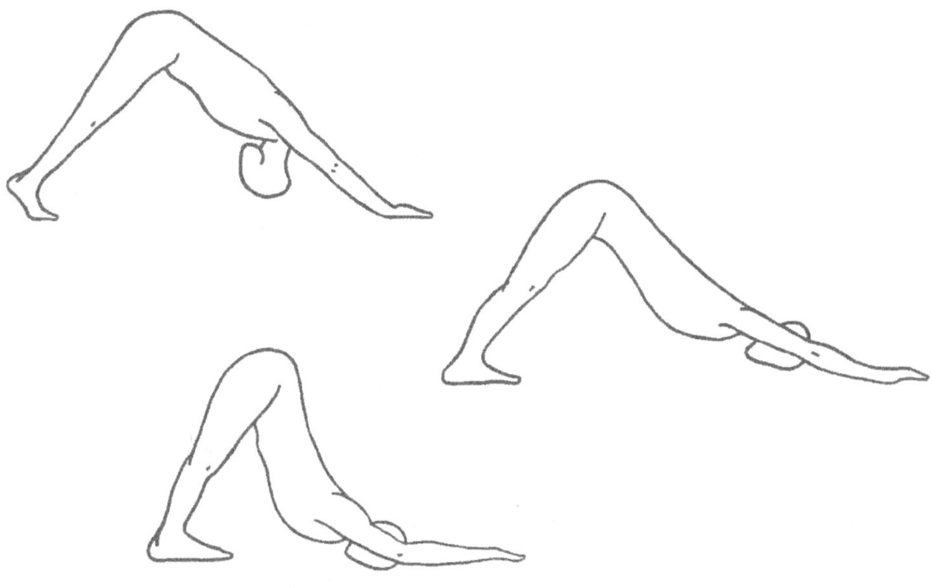

Dandâsana – postura do bastão. Sentar no solo com as pernas bem esticadas e juntas, coluna reta, as mãos sobre os joelhos. Numa inspiração, elevar os braços acima da cabeça. Manter o abdome para dentro, o queixo em Jâlandhara Bandha. Manter a respiração presa por alguns segundos. Pode-se ficar na posição, respirando, para um melhor alongamento. Na expiração, descer os braços.

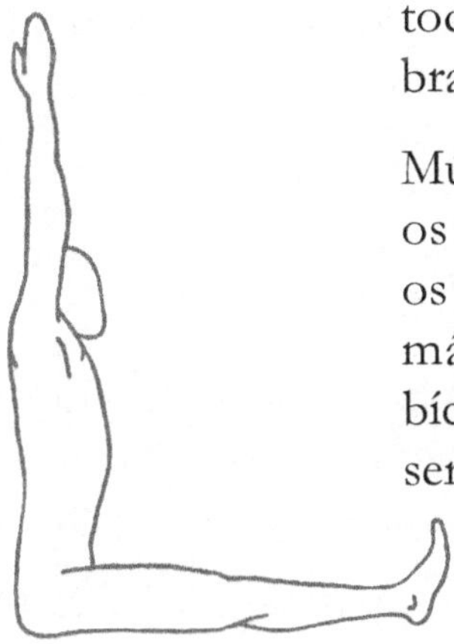

Esta postura proporciona um alongamento de toda a coluna; dela também se beneficiam os braços e as pernas.

Músculos que trabalham nesta postura: no tronco, os músculos abdominais e espinhais; nas pernas, os músculos ísquios-crurais; nas coxas, o glúteo máximo, semimembranoso, semitendinoso, bíceps femoral; na elevação dos braços: deltóide, serrátil anterior, trapézio.

Abertura das costelas baixas

A abertura da parte baixa das costelas não é só lateral; ela é igualmente anterior.

Todo o exercício contribui para manter o alto das costas em extensão (alongamento) e, mais ainda, quando os braços estão no prolongamento do busto, obtém-se uma completa abertura. Este exercício simples é de grande eficácia. Consiste em ficar sobre o ventre e colocar a cabeça encostada na parede, elevar a parte superior do corpo e elevar as mãos o mais alto possível, de tal maneira que os braços fiquem estendidos, o corpo muito relaxado, o peito desça um pouco e avance para a parede fazendo com que as últimas costelas encostem no chão. Manter-se na posição fazendo

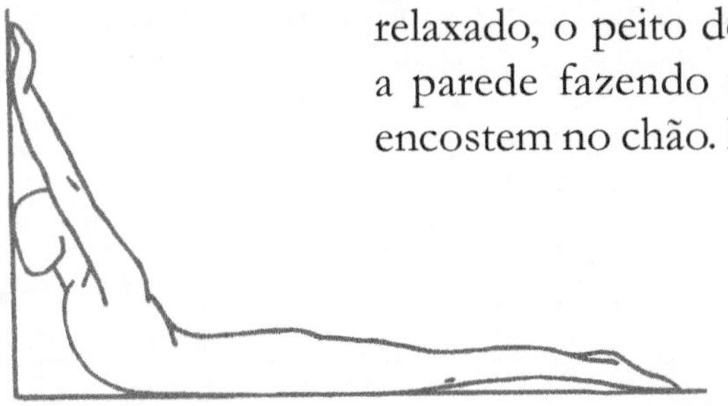

muitas respirações e relaxando o corpo cada vez mais, permitindo um grande alongamento do corpo e obtendo uma grande abertura da caixa torácica.

A postura da andorinha

Deitar de bruços. Colocar uma almofada de 10 a 15 cm de espessura, como suporte, na parte baixa do abdome, permitindo que o púbis encoste no chão.

A bacia fica suspensa, a coluna lombar sustentando o corpo. Inicialmente, a fronte fica encostada no chão. Os braços ficam alongados atrás do corpo, com os dedos entrelaçados.

Numa inspiração, elevar a parte superior do corpo, com a cabeça reta. À medida que inspira, elevar os braços estendidos para trás, mantendo as escápulas juntas. Na expiração, a parte alta do busto desce docemente ao solo, com o peito livre e relaxado.

O ponto de apoio desse esforço é sentido no meio da coluna dorsal, sobre as escápulas.

Durante essa elevação, as pernas se mantêm juntas graças a uma ligeira flexão muscular.

As duas pernas, a bacia e as vértebras lombares não se movem; formam juntas um apoio para a suspensão do corpo.

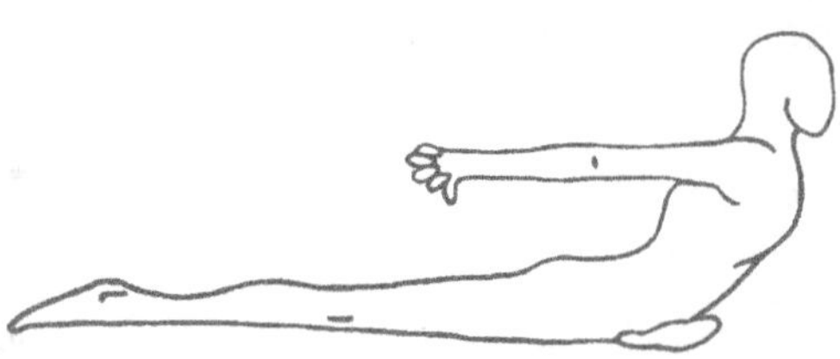

Efeito: sente-se no busto uma sensação de calor, assim como nas escápulas e nas 6.ª e 7.ª vértebras dorsais. É um calor que se irradia progressivamente sobre a superfície das costas.

Ardha Uttanâsana

Em pé, as pernas ligeiramente afastadas, os pés paralelos.

Numa inspiração, elevar os braços, tocando ligeiramente as orelhas.

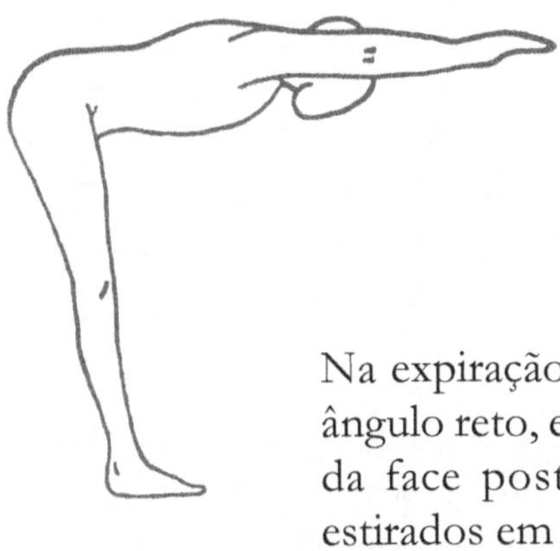

Na expiração, flexionar o tronco formando um ângulo reto, enquanto a bacia recua. Os músculos da face posterior das coxas são fortemente estirados em alongamento.

Inspirando, elevar o corpo, voltando à posição inicial.

Observar as sensações que surgem ao longo das pernas e das costas, como uma percepção de calor, uma sensação de formigamento na superfície da pele, indicando uma grande atividade circulatória.

Trabalho dos músculos glúteos e abdominais

Deitar no solo. Encostar a parte baixa das costas no chão e dobrar as duas pernas. Para aliviar a tensão da lombar, tensionar os músculos glúteos e, ao mesmo tempo, os músculos abdominais, ficando assim a parte baixa das costas bem encostada no chão. Permanecer cerca de dez segundos e, depois, relaxar.

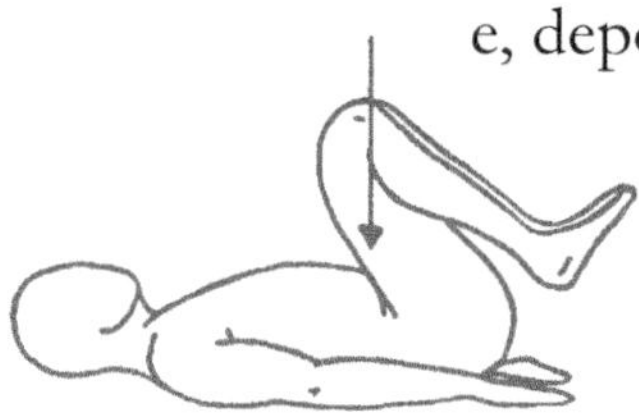

Concentrar-se em manter uma contração constante. Esse exercício de báscula pélvica irá fortalecer as nádegas e os músculos abdominais, permitindo uma postura correta.

Setu Bandhâsana – postura da ponte em tensão. Deitar com as pernas dobradas e com os pés bem juntos às nádegas. Segurar firmemente os tornozelos, elevar o corpo, manter o pescoço em extensão e encostar o topo da cabeça no chão. O corpo inteiro forma um arco com apoio na cabeça e nos pés. É um alongamento intenso de toda a parte anterior do corpo.

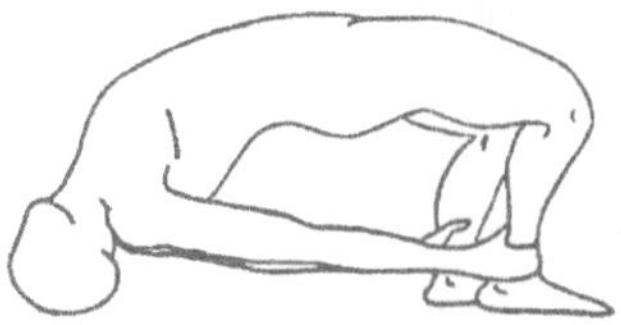

As pessoas que têm problemas de tireoidismo não devem fazer essa postura.

Navâsana invertida – postura do navio. Deitar no chão em decúbito ventral, com o corpo todo bem estendido. As mãos fechadas e encostadas atrás da cabeça, uma ao lado da outra, os cotovelos elevados. Numa inspiração, elevar todo o corpo, mantendo-se a zona do púbis no chão.

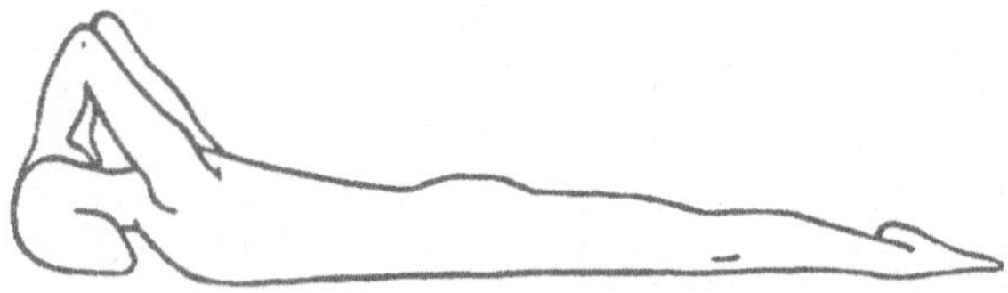

É uma postura de tonicidade muscular. As duas extremidades do corpo se elevam fortemente. É um movimento provocado por toda a musculatura posterior do corpo, das nádegas até a nuca, comprimindo os músculos das costas. As posições devem ser precisas para se obter um resultado favorável no alongamento do ventre e da nuca.

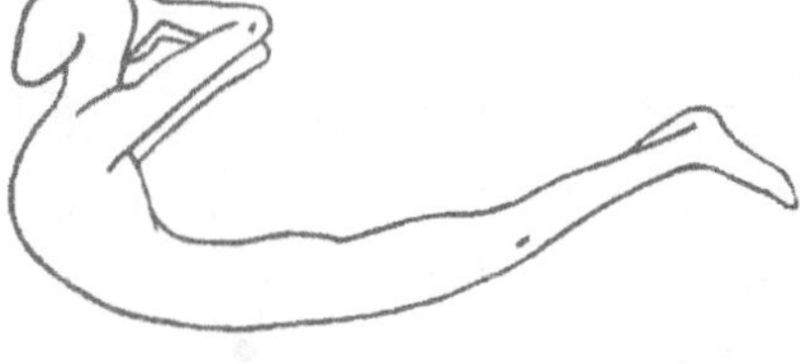

Supta Baddha Garbhâsana – postura do feto. Deitar de costas. Trazer os joelhos dobrados junto ao peito, com os braços passados por trás deles, encostando na cabeça. Respiração lenta e alta. Não forçar o corpo. Se for difícil levar as mãos até a cabeça, pode-se usar uma faixa passando por trás da cabeça para manter-se na posição. Um alongamento da parte posterior do tronco.

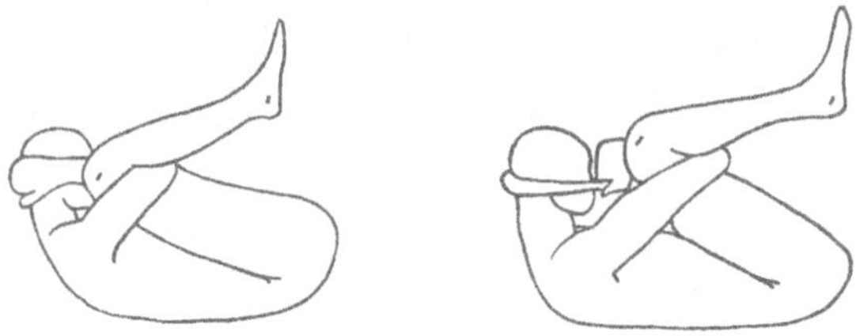

Alongamento da cervical

Sentar-se a uns 20 cm da parede, encostando a cabeça nela. As curvaturas vertebrais se manifestam em seguida. Para atenuá-las, dobrar as duas pernas, mantendo os dois pés bem pousados no chão.

Com a cabeça encostada na parede como apoio, levar o peito para frente. O aprumo das costas é imediato. Corrigir o pescoço com Jalandhara Bandha – o queixo abaixa para o encovado da garganta.

Há uma abertura do peito graças ao apoio do pescoço perto da parede. As costas se erguem espontaneamente. Cuidar para manter as espáduas abaixadas e para trás, as palmas das mãos viradas para cima e encostadas no chão.

A posição das espáduas é muito importante, assim como a das mãos, uma das chaves para a correção da parte superior do busto. As espáduas abaixam-se e, ao manter-se assim, liberam o tórax, imprimindo nas costas uma surpreendente retidão. Após um certo tempo de prática, as costas apresentam uma fisionomia diferente.

Apoiar os cotovelos na parede, aproximando um ao outro. Com uma tração dos braços, as mãos deslizam para o exterior de cada coxa, trazendo--as para si. Não são as coxas que se aproximam do peito, mas este que se projeta para as coxas e também para cima dos joelhos.

Evitar que o ventre não avance para frente para não formar uma nova curvatura nos rins.

Esta postura produz uma grande sensação de calor.

Todas as massas musculares das costas são solicitadas intensamente: trapézios, dorsais, eretores da espinha, rombóides etc.

Para facilitar a postura, é conveniente encostar-se na parede.

Efeitos principais dessa postura:

a) enorme estimulação sangüínea nas estruturas;

b) melhor vitalidade nervosa;

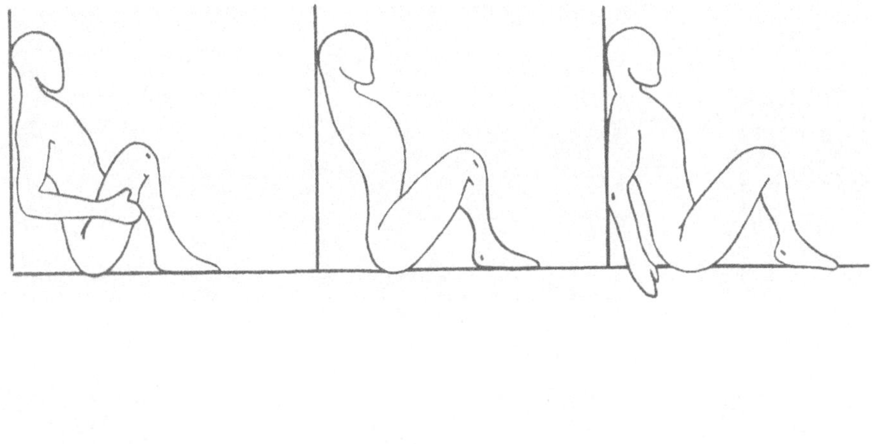

c) regressão da artrose cervical;

d) intensificação do gosto pela vida;

e) restabelecimento das relações entre ossos intervertebrais;

f) aumento da capacidade respiratória;

g) maior clareza das ideias;

h) aumento da vontade de trabalhar;

i) auxílio a um grande número de outras posturas;

j) intenso alongamento do tronco.

Ardha-Bhujangâsana – meia postura da cobra com movimento diferente do tronco.

Deitar de bruços. Numa inspiração, elevar o corpo reto, apoiado nos braços esticados e nas pontas dos pés, com os dedos dobrados. Expirar, descendo o corpo e relaxando.

É um alongamento intenso dos músculos das costas e das pernas, em extensão.

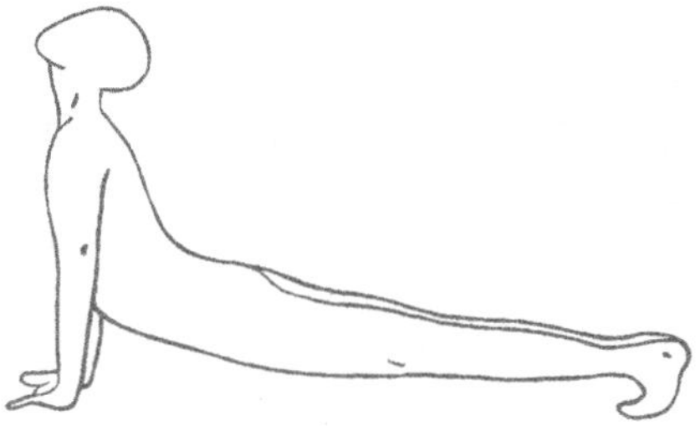

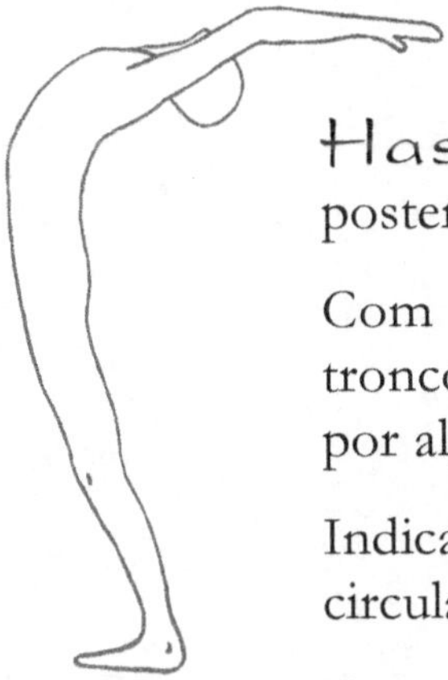

Hastha Uttanâsana – inclinação posterior.

Com os pés ligeiramente afastados, curvar o tronco suavemente para trás. Inspiração presa por alguns segundos.

Indicado para melhorar a digestão e o sistema circulatório.

Esta postura alonga a parte anterior do corpo, músculos abdominais e peitorais em extensão.

Supta Bhradâsana – postura do monte Bhadras deitado (*Supta* = dormir, deitar). Deitar em decúbito dorsal, com as pernas em Bhadrâsana (as solas dos pés juntas), numa abertura coxo-femoral bem acentuada. Inspirar, prender a respiração e estirar todo o corpo.

Intenso alongamento da coluna, dos músculos flexores das pernas e dos músculos abdominais.

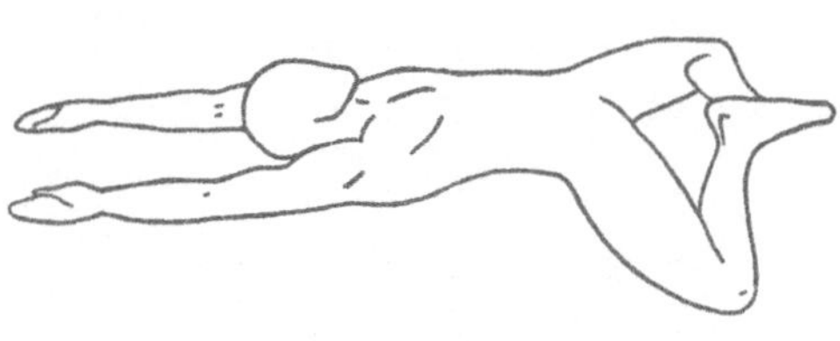

Cintura escapular – ombro

A cintura pélvica e a cintura escapular determinam as aptidões de motricidade do homem.

As estruturas dos membros inferiores e superiores são semelhantes. No entanto, as funções são distintas. As pernas, funcionando como um suporte, aguentam o deslocamento do peso do corpo, enquanto os braços assumem essencialmente os movimentos.

A cintura escapular é móvel e permite trocas de movimentos variados, inclusive os dos punhos e das mãos.

A cintura escapular é composta de duas unidades ósseas acopladas: as escápulas e as clavículas direita e esquerda, de tecidos aponevróticos e de uniões musculares.

A escápula é constituída de uma forma triangular e achatada, cobrindo algumas costelas na parte posterior do corpo.

A clavícula se encontra na face anterior da caixa torácica. Esse osso tem a forma de um caule grosso preso na escápula, que desliza para frente. A junção entre a escápula e a clavícula se faz no nível do acrômio, extremidade externa da espinha óssea, que percorre toda a face posterior da escápula, onde ela é facilmente palpável.

A cintura escapular é formada por duas articulações:

a) articulação interna da clavícula — articulação esterno-clavicular (clavícula e esterno). É a única ligação óssea entre a cintura escapular e o tronco, o ponto onde se faz a fixação da cintura escapular contra o tórax. A sua movimentação é menor pelos ligamentos firmes existentes na região;

b) articulação externa da clavícula — articulação acrômio-clavicular (clavícula e acrômio da espádua).

Esse ligamento, relativamente vulnerável, é formado por estruturas aponevróticas e musculares que determinam a redução da abrangência dos movimentos.

Muitas vezes, a solução do equilíbrio reside nos grupos musculares superficiais e profundos, anteriores ou posteriores, que estão situados sobre os ossos.

Principais músculos da cintura escapular:

a) músculo trapézio (superior, médio e inferior) que, juntamente com o dorsal, forra as costas. O músculo trapézio superior, que levanta os ombros e a clavícula, trabalha durante a inspiração. O músculo trapézio médio une as escápulas à coluna vertebral. Pode-se observar perfeitamente esse trabalho na execução de Bahmi Mudrã. O músculo trapézio inferior é responsável pelo abaixamento do ombro;

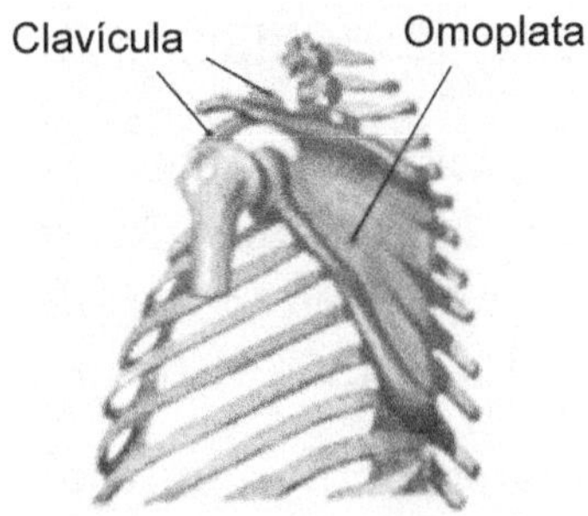

b) músculo rombóide maior e menor. Esses músculos ficam localizados em baixo do músculo trapézio e puxam a escápula para cima em direção à coluna vertebral;

c) músculo levantador da escápula. Sua função é movimentar a escápula para cima e para dentro, no momento de encolher os ombros;

d) músculo serrátil, cuja função é fixar a escápula ao tronco e também contribuir para os movimentos respiratórios;

e) músculo peitoral menor, localizado sob o músculo peitoral maior, cuja função é abaixar a cintura escapular. Participa da inspiração.

Naturalmente, existem muitos outros músculos nessa região. Porém, para o estudo de Yoga, esses são os mais importantes.

Articulações do Ombro

As articulações do ombro são efetuadas através da articulação escápulo-umeral. Trata-se da maior articulação do corpo humano e está sujeita à luxação mais do que qualquer outra parte do corpo.

Bahni Mudrã

Este exercício está ligado diretamente ao trabalho da cintura escapular, mas numa dimensão diferente: não é uma abertura sagital como em Adho-Mukha Svanâsana; trata-se de uma abertura lateral.

Sentar-se com o busto reto, a nuca alongada, as espáduas bem esticadas para trás.

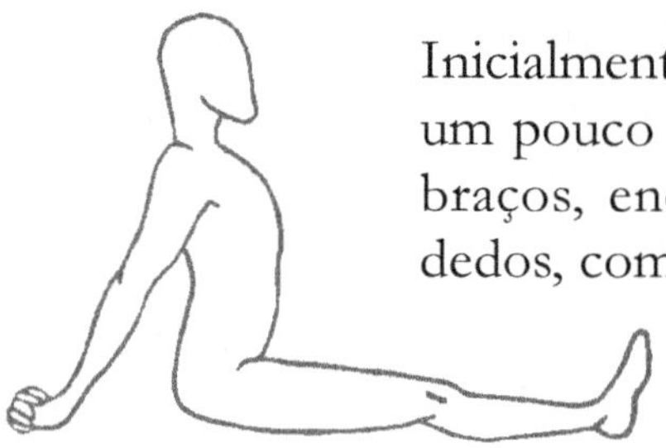

Inicialmente, entrelaçar as mãos atrás do corpo, um pouco acima do solo, para então, esticar os braços, encostando-os no solo. Entrelaçar os dedos, com as palmas das mãos para baixo.

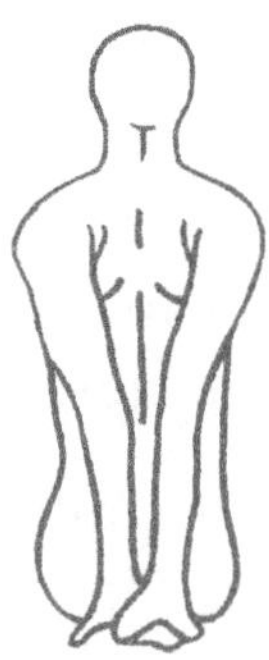

Nessa ordem, o movimento deve ser feito com cuidado, para que possa liberar as estruturas musculares das espáduas e ligamentos. Ao fazer esse movimento preciso, o outro sentido da rotação da mão fica mais fácil. Prestar atenção para não dobrar os cotovelos; se isso ocorrer, o trabalho da cintura escapular fica perdido.

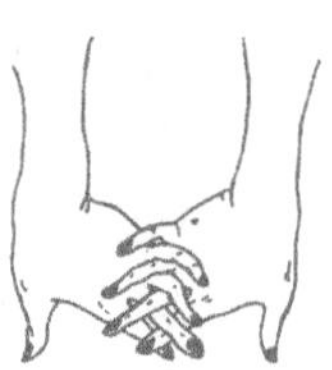

Durante o exercício, as falanges, os pulsos e as escápulas podem apresentar-se endurecidos ou tensos. No entanto, tenta-se, aos poucos, a permanência na posição.

Se houver dificuldade para a execução deste movimento, pode-se usar o recurso de uma faixa para juntar as mãos; para encostá-las no solo, usa-se um suporte, como, por exemplo, um livro. Assim, evita-se formar uma cavidade na região lombar.

Inspirar profundamente, trabalhando as estruturas torácicas. Soltar o ar devagar, com uma intensa interiorização de toda a zona superior do tronco, o que leva a um rápido progresso.

É um belo trabalho de alongamento da parte superior do corpo, e, principalmente, das escápulas.

Utthita Hasta Nerudandâsana – postura do esticamento intenso. Sentar-se no chão, com os joelhos dobrados e separados, os pés unidos, os braços estendidos, as costas retas. Segurar fortemente o hálux de cada pé. Essa precisão permite manter as escápulas em abertura. O busto é levado ligeiramente para trás, e o corpo fica apoiado nas nádegas. Numa inspiração, elevar os pés. Respiração alta, trabalho intenso da caixa torácica. Sente-se um grande esforço nas escápulas, com os músculos rombóides, que são muito solicitados.

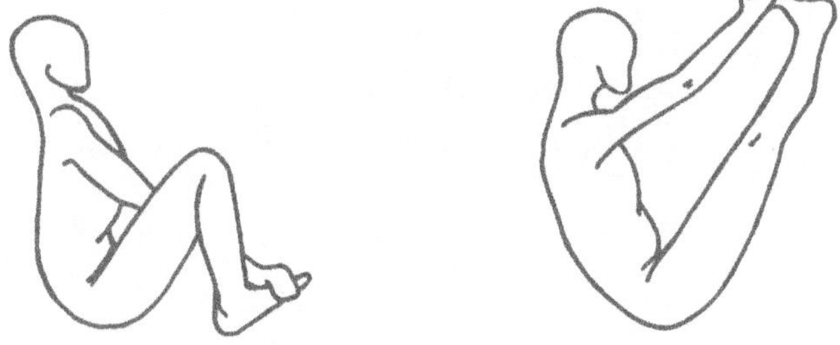

É uma postura de alongamento das costas, escápulas e ombros, sendo que os braços e as pernas estendidos se mantêm em alongamento.

Postura da Esfinge

Deitar de bruços, com o corpo todo estendido no solo. Dobrar os cotovelos, com as mãos estendidas no solo. Numa inspiração, elevar a cabeça e o peito, sem tirar os cotovelos do chão. Ficar algum tempo nesta posição, respirando, e, durante a expiração, soltar o ar, alongando.

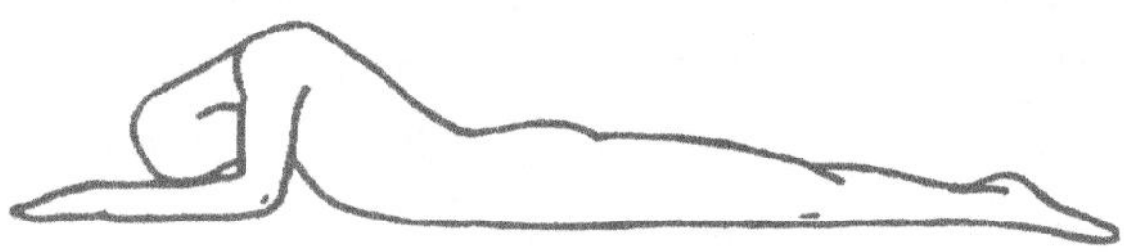

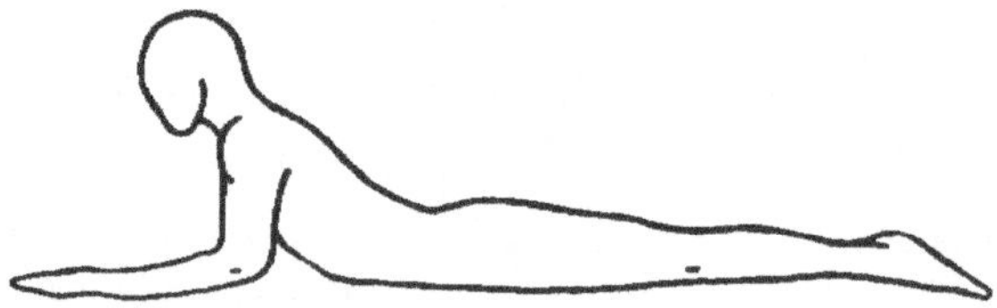

Além do trabalho das escápulas, os músculos da parte anterior do pescoço se fortalecem.

Alongamento das costas e do pescoço

Deitar no chão, em decúbito dorsal, como em Savâsana. Elevar a cabeça como se quisesse olhar os dedos dos pés, depois, o umbigo e, finalmente, o tórax.

O pescoço é uma parte do corpo que faz a ligação entre a cabeça e o tronco. Por isso, ele tem uma musculatura necessária para manter a cabeça reta, com segurança.

A mobilidade dessa região depende de um grande número de pequenos músculos.

Com essa posição, podemos alongar os músculos do pescoço e, ao mesmo tempo, fortalecê-los.

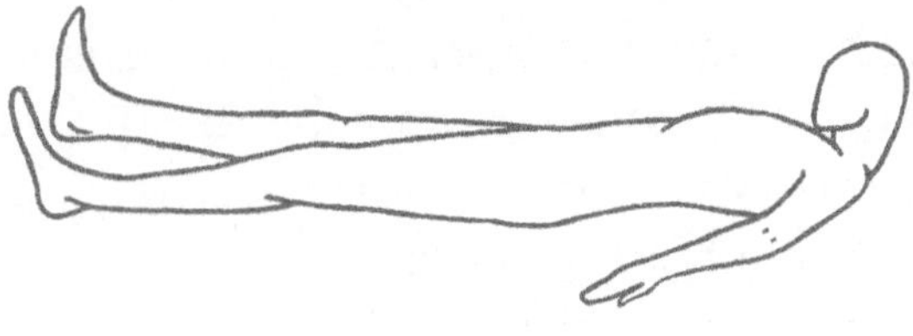

Maha-Sakti-Âsana – postura da grande energia. Começar de pé, com as pernas afastadas quatro palmos. Numa inspiração, elevar os braços, encaixar a coluna, descer o corpo soltando o ar, colocando o abdome todo para dentro; não dobrar os joelhos; as mãos no chão, no alinhamento dos pés. Nessa posição, a cabeça fica forçosamente elevada. Ficar na posição o tempo que puder, alongando os ombros e o corpo. É uma postura que desenvolve os músculos do pescoço, dos braços e dos ombros, aumenta a capacidade torácica e desenvolve os pulmões. Elimina as substâncias tóxicas depositadas nos espaços intercelulares dos tecidos; aumenta a capacidade elástica das articulações, permitindo maior agilidade.

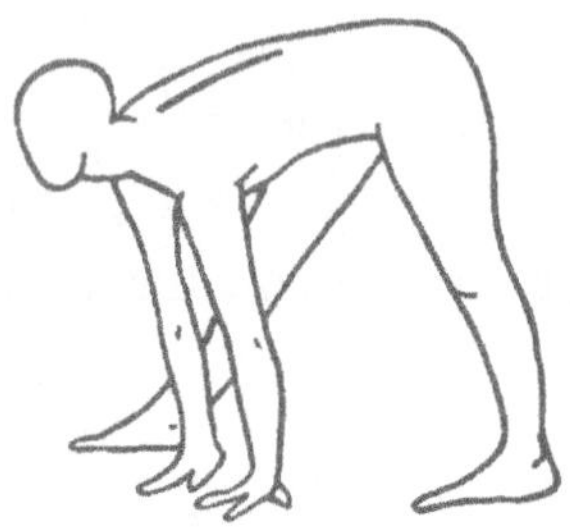

Paryghâsana – postura da barra (para fechar a porta). Ajoelhar, com os joelhos unidos. Estender uma perna, formando uma linha paralela do tronco com a perna. Numa inspiração, estender os braços acima da cabeça; expirando, inclinar o tronco até as mãos chegarem aos pés, inclinando também a cabeça.

Fazer o mesmo movimento para o outro lado.

Este é um trabalho de alongamento do ombro, pernas e parte lateral do tronco.

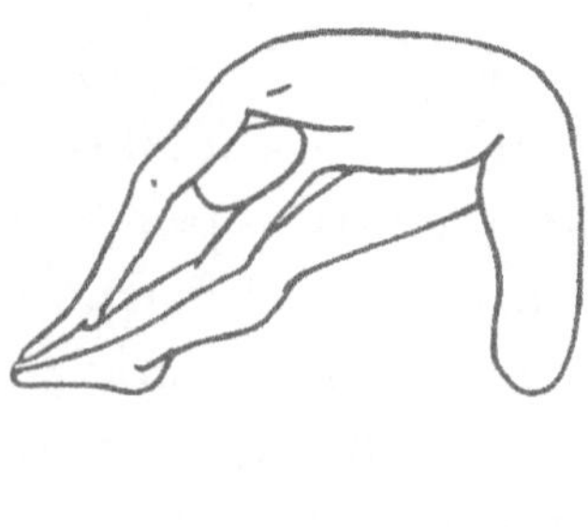

Meia postura da "fenda"

Em pé, com os pés unidos pelos calcanhares. A perna direita dá um passo grande à frente, ficando o corpo no eixo desse movimento da perna. Os braços, levados para trás, com os dedos das mãos entrelaçados, mantendo as escápulas no plano da bacia.

Inspirar, ficar imóvel. Na expiração, o joelho direito flexionado, enquanto o corpo fica reto. A perna esquerda permanece fixada pelo pé esquerdo estendido, trabalho que se faz sentir no nível do quadril. Flexionar o tronco sobre a perna fletida, o fêmur roda na sua cavidade articular durante o abaixamento do busto em direção ao solo. Repetir o mesmo para o outro lado do corpo.

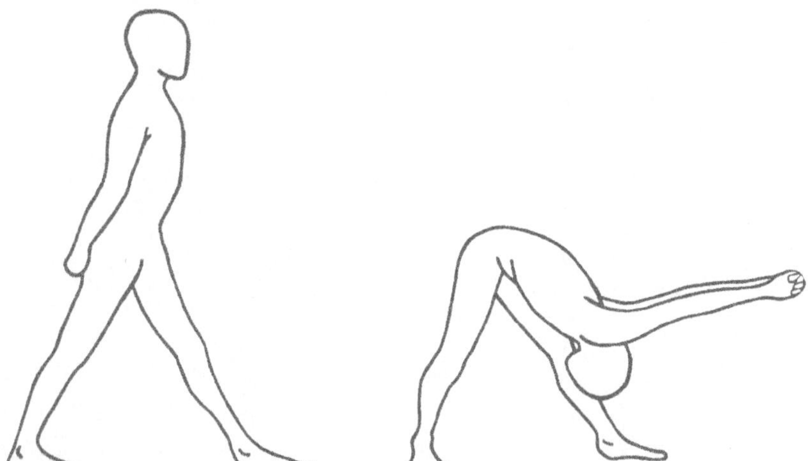

Braços – Cotovelos – Mãos

É o cotovelo que estabelece a ligação entre o braço e o antebraço. É uma articulação que se compõe de três partes, de tal maneira dispostas, que permitem os movimentos de rotação e de dobradiça. Por essa disposição, a mão adquire um raio maior para executar as suas funções.

Cotovelo

O cotovelo é formado por três articulações dentro de uma só cápsula articular: úmero, ulna e rádio. Ele possui uma dupla ação:

a) realiza a flexão e extensão, permitindo diversos movimentos das mãos – elevar o braço para pegar algum objeto;

b) realiza a pró-supinação, movimento que permite o antebraço girar sobre seu eixo.

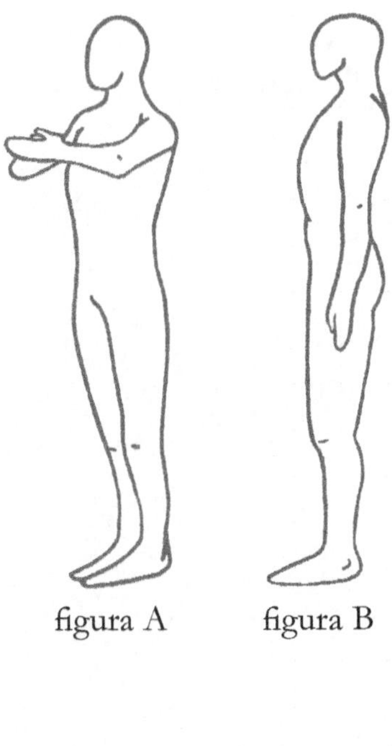

figura A figura B

Os principais músculos, flexores e extensores da articulação dos cotovelos são:

a) músculo bíceps braquial que atua sobre os ombros e o cotovelo; no cotovelo, sua função é flexionar o antebraço; esse músculo executa movimentos típicos de levantamento rápido, situando-se na parte anterior do braço;

b) músculo tríceps braquial, responsável pela extensão do cotovelo, situando-se na parte posterior do braço.

Exemplos: figura A e figura B.

Exemplos de movimentos do tríceps e do bíceps: movimentos de flexão e extensão do cotovelo, onde aparece o antagonismo entre o bíceps e o tríceps. A figura "A", mostra uma situação em que esses dois músculos devem intervir juntos para sustentarem o peso do corpo, que está apoiado nas mãos.

Os dois movimentos principais são biarticulares: dobram em movimento da escápula e dos cotovelos. Eles partem em duas zonas diferentes da escápula e se posicionam sobre a extremidade superior do rádio.

Ao retornar de B para A, o fenômeno inverso se produz.

Movimentos de Trikonâsana:

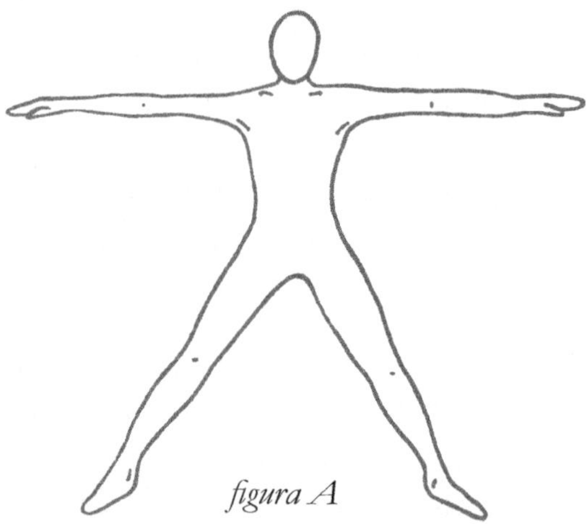

figura A

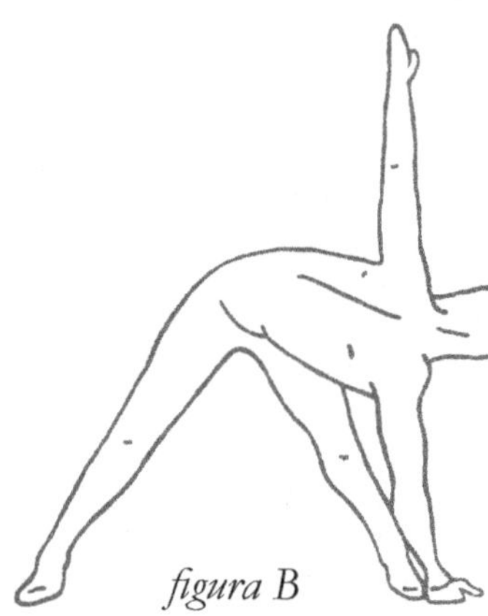

figura B

Bhujangâsana

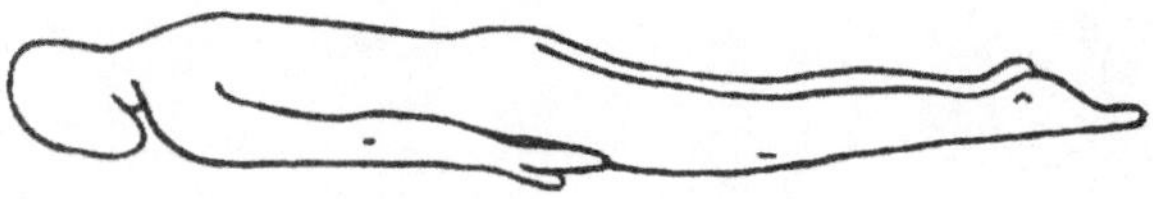

figura A

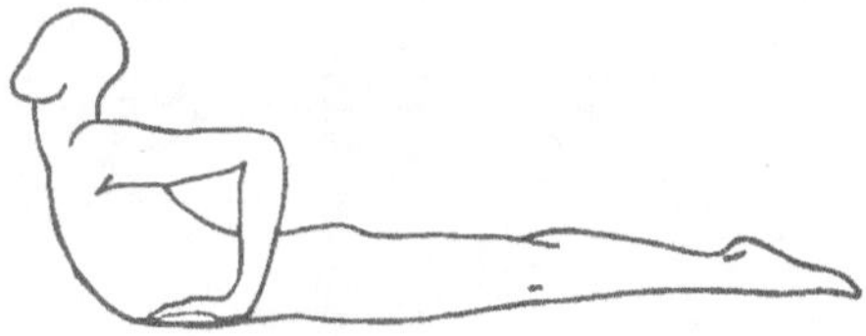

figura B

Urdhva Mukha Svanâsana

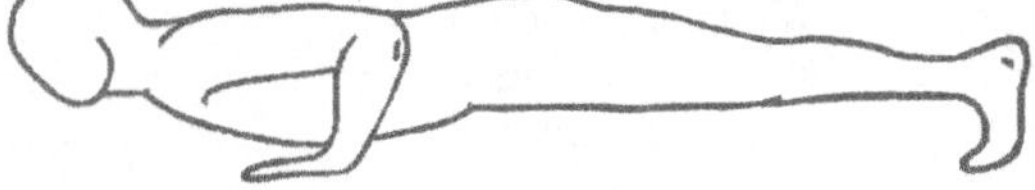

figura A

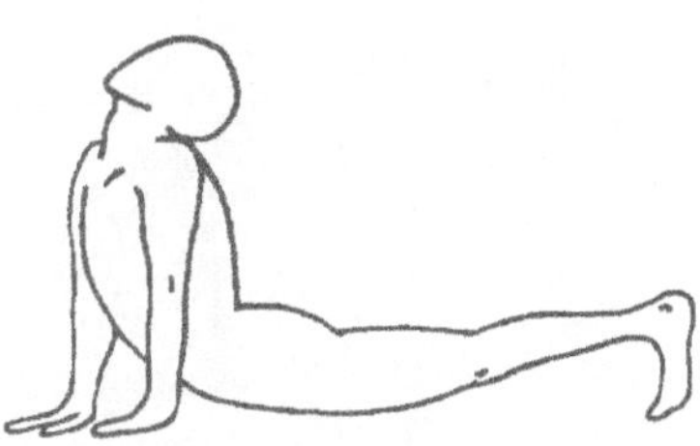

figura B

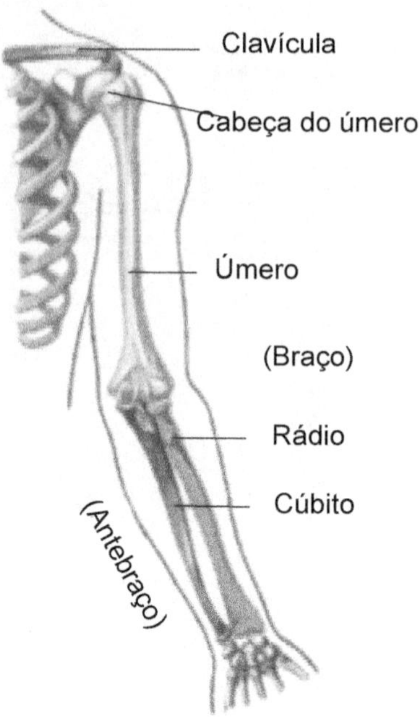
Clavícula
Cabeça do úmero
Úmero
(Braço)
Rádio
Cúbito
(Antebraço)

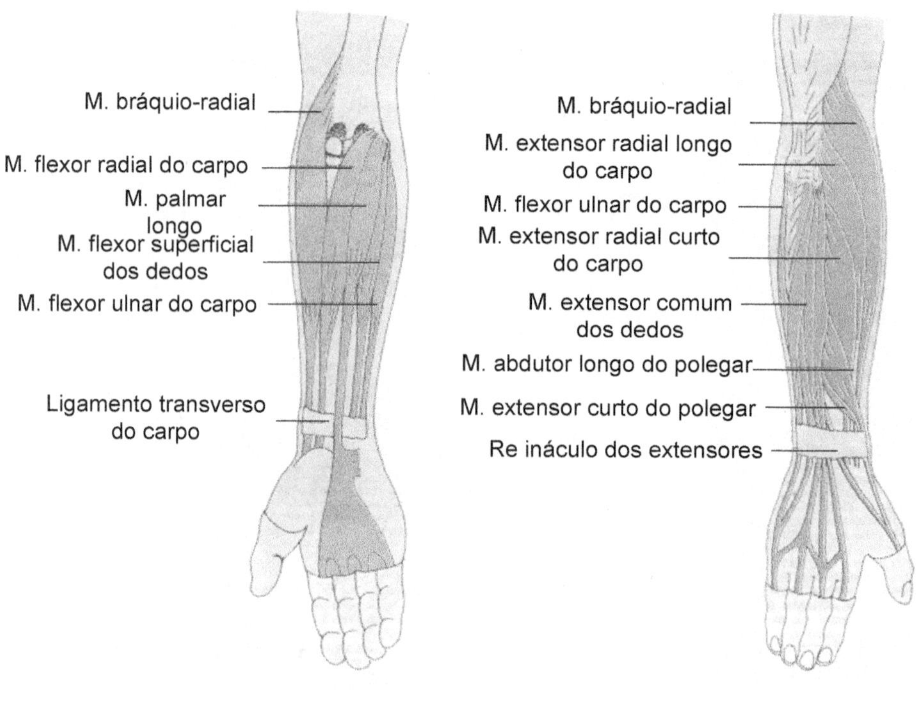
M. bráquio-radial
M. flexor radial do carpo
M. palmar longo
M. flexor superficial dos dedos
M. flexor ulnar do carpo
Ligamento transverso do carpo
M. bráquio-radial
M. extensor radial longo do carpo
M. flexor ulnar do carpo
M. extensor radial curto do carpo
M. extensor comum dos dedos
M. abdutor longo do polegar
M. extensor curto do polegar
Re ináculo dos extensores

Mão

Na sua morfologia, a mão se liga ao antebraço pelo carpo, que forma o punho.

O carpo é formado por sete ossos pequenos dispostos em duas fileiras: a proximal e a distal. A fileira proximal é a continuação dos ossos do antebraço (ulna e rádio). A fileira distal dá origem a cinco ossos longos ou metacarpos, dispostos em leque, formando o esqueleto da palma. De cada metacarpo, originam-se as falanges, sendo duas para o polegar e três para os demais dedos.

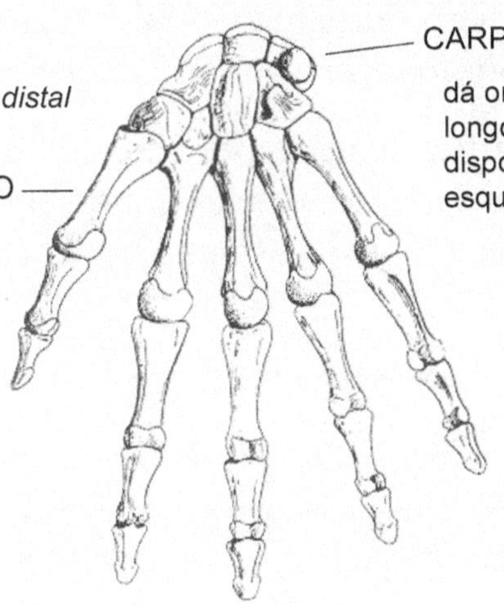

O metacárpeo e suas falanges formam um "raio" ou coluna "óssea".

As mãos são instrumentos importantes na percepção do meio ambiente. Na ponta dos dedos, encontra-se uma infinidade de filetes nervosos, correspondendo aos diferentes tipos de sensibilidade, como tato, calor, frio, dor, pressão etc.

No primeiro tempo, a mão recolhe as informações que, no segundo tempo, o cérebro interpreta e compara com as já adquiridas. As impressões de plano, rugoso, brando etc. Um complexo mão-cérebro se estabiliza, constituindo uma inteligência integrada, dotada de memória, notadamente afetiva.

Para a criança, os movimentos exploratórios da mão, através do toque, consistem num registro importante na descoberta das formas e contornos do mundo em que ela evolui.

Entre os dedos, no centro da mão, dá-se a descoberta da superfície, do volume, da densidade, do peso e da medida de espaço. É pelo contato que se conhece a outra mão, o calor, a carícia, a ternura, a tepidez e outras tantas sensações.

Portanto, a mão permite ao homem tomar conheci-mento. O tato é um sentido não só do conhecimento mas também da expressão.

Movimento de Extensão

Neste movimento, os dedos tendem a se estender, devido à tensão produzida nos tendões dos músculos extensores dos dedos. Essa tensão é sentida no dorso da mão e se reflete nos dedos.

Movimento de Flexão

É o movimento que aproxima as faces posteriores do antebraço e da mão. Neste movimento, os dedos tendem a se fletir, pela tensão produzida nos tendões dos músculos flexores dos dedos. Sente-se tensão na palma da mão, ao estender os dedos.

Articulações na face palmar

Suryanamaskar — A saudação ao sol. É um encadeamento de alongamento não só para as mãos, como para todo o corpo.

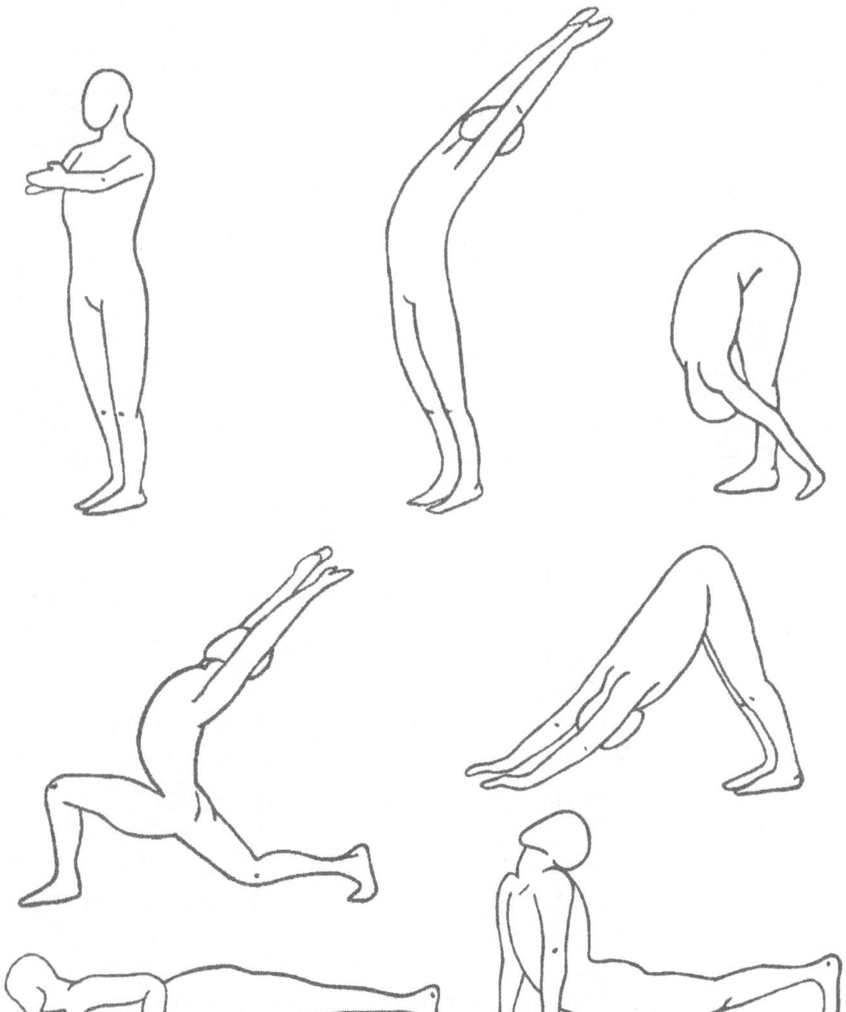

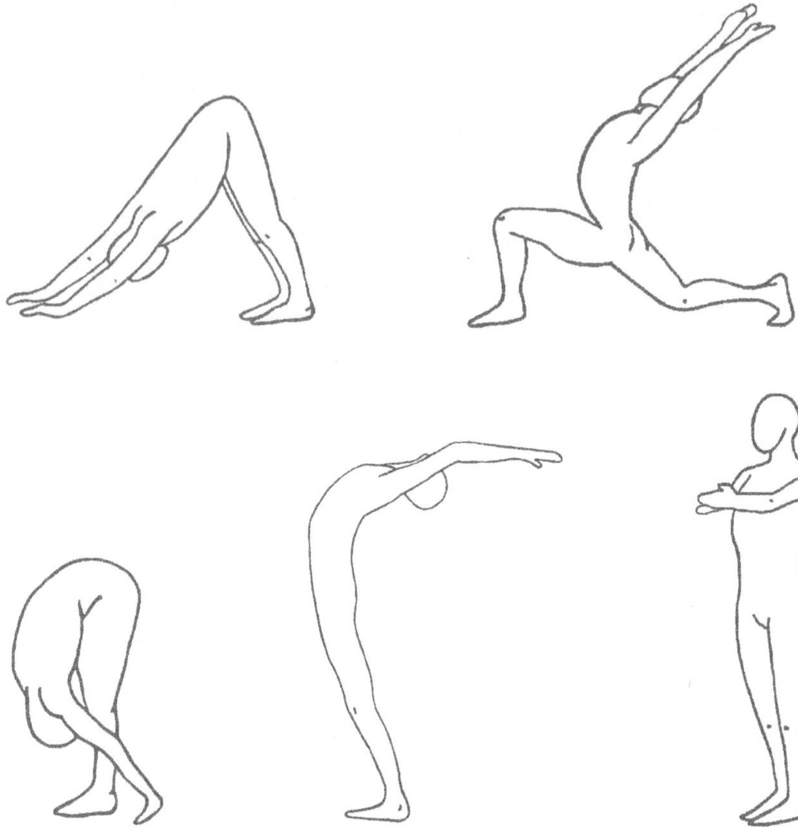

Alongamento das mãos

Cuidados:

Para a prática de alongamento das mãos, deve-se tirar os anéis para que não incomodem durante as flexões e alongamentos.

Trabalhar sempre simetricamente, tomando consciência da diferença dos dedos, observando sua flexibilidade.

Quando expirar, relaxar as escápulas, os olhos e toda a zona contraída do corpo.

Não forçar os estiramentos em amplitude, mas ficar longo tempo na posição escolhida.

Os exercícios de alongamento das mãos podem ser praticados em pé, de joelhos ou em posturas sentadas.

O estiramento será progressivo, principalmente sobre os tendões, músculos, ligamentos e articulações da face palmar. Na parte dorsal, os extensores serão igualmente fortificados.

Após os alongamentos, sacudir as mãos, afrouxando e relaxando, massageando os dedos, as palmas e os dorsos das mãos, movimentando igualmente as escápulas e os braços.

O tempo de preparação das mãos, a fim de despertar uma consciência para uma automassagem, permite estimular as suas estruturas internas e externas.

Exercícios independentes com os dedos e manipulação aumentam as habilidades das mãos, desenvolvendo diferentes ações.

Aos poucos, com a prática, sensações mais sutis começam a aparecer. Os exercícios devem ser conduzidos em conjunto com a respiração, até sentir sensações de calor, formigamento etc.

Nos movimentos inspirados no Yoga chinês, a atenção será levada ao "sopro" e à relação existente entre as duas mãos, bem como à força energética entre elas, a que os chineses chamam de KI.

Essa integração dos gestos em todas as dimensões passa a ser desenvolvida somente com a prática.

Aquecimento e desenvolvimento da sensibilidade

Exercícios com as mãos, cujo objetivo é o aquecimento e o desenvolvimento da sensibilidade:

a) juntar as mãos acima da cabeça, em frente à testa;

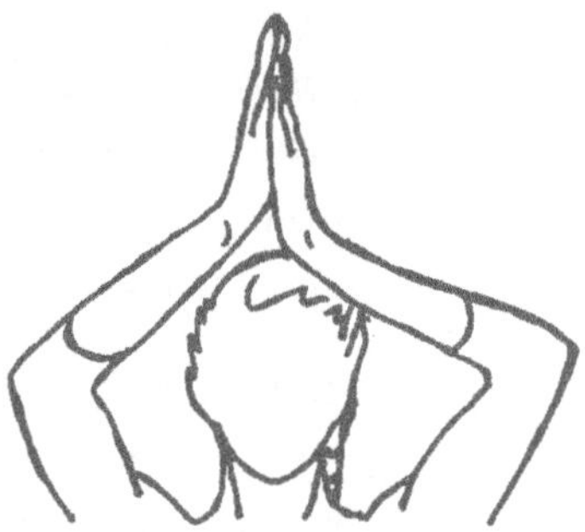

b) descer as mãos junto ao peito, com os dedos entrelaçados;

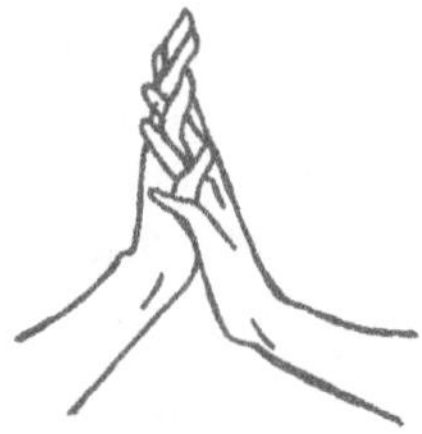

c) com a palma da mão esquerda, segurar a face dorsal da mão direita;

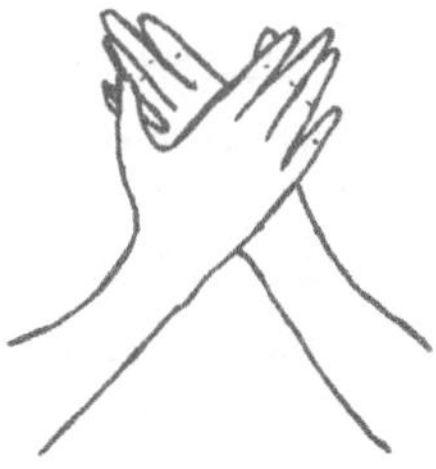

d) esfregar as mãos como se fosse lavá-las. Continuar até que a fricção traga uma sensação de calor;

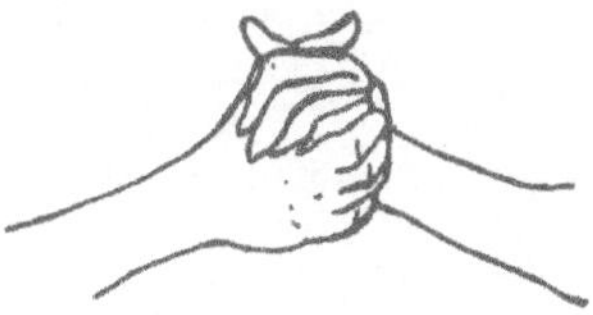

e) a mão esquerda segura a direita com os dedos fechados. Rodar a mão direita dentro da concha da mão esquerda.

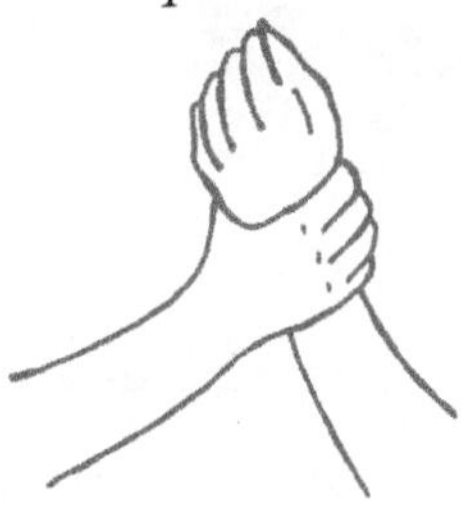

Flexibilidade e alongamento dos dedos e das articulações metecarpo--falanginas

Numa inspiração, elevar as mãos unidas até a altura da cabeça; na expiração, descê-las até o peito, conservando os dedos sempre unidos. Fazer uma extensão dos metacarpos e das falanges, estirando devagar e progressivamente.

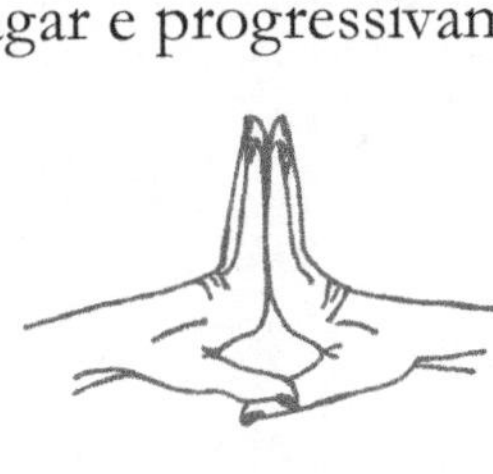

Depois deste exercício, alongar e descansar as palmas das mãos, com os dedos entrelaçados, levando os braços para frente. Após o alongamento, massagear a parte dorsal, palmar e os dedos até as suas extremidades.

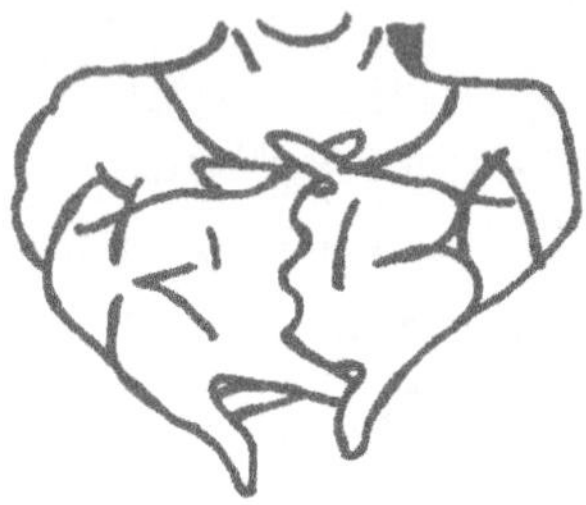

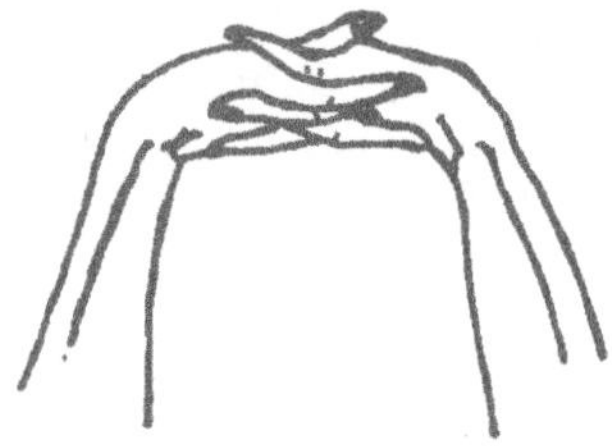

Trabalho dos músculos flexores em alongamento

Sentar-se em Virâsana ou Vajrâsana, coluna reta, os braços em torção, as pontas dos dedos virados para os joelhos. Fazer algumas respirações, sendo que a expiração deve ser bem alongada e tranquila. Encostar as mãos no chão, elevando a nuca e as costas.

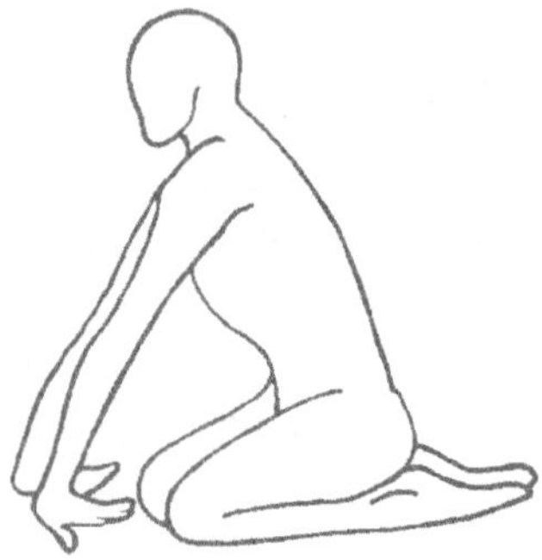

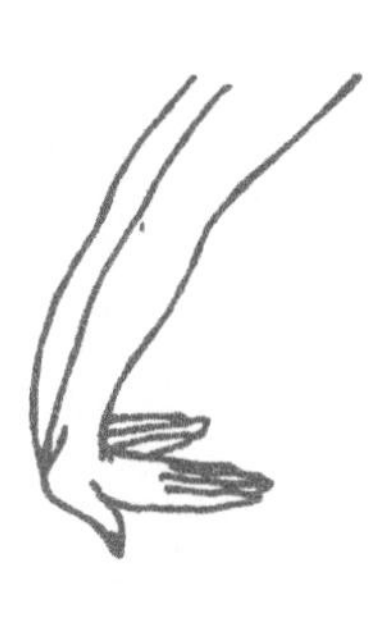

Trabalho dos músculos extensores em alongamento

Ajoelhar, as costas das mãos pousadas sobre o chão, os dedos virados para fora. Flexionar os cotovelos. Manter-se na postura, com inspirações lentas e expirações alongadas.

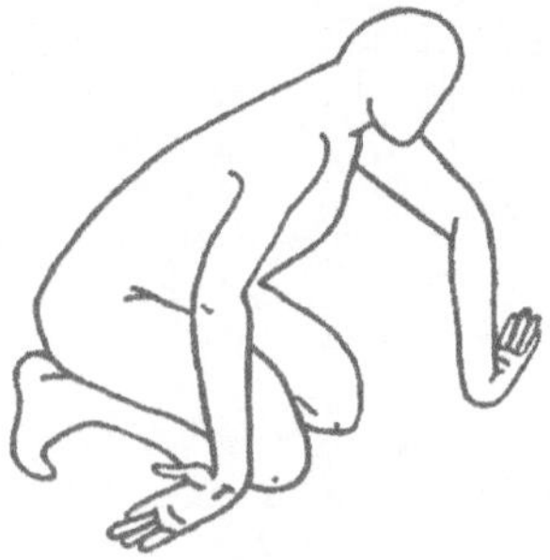

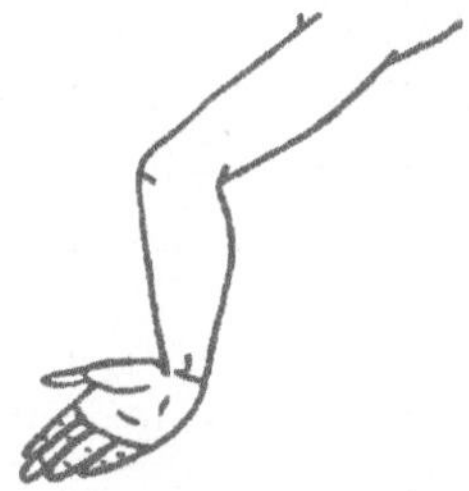

Estiramento dos flexores e dos extensores em sequência

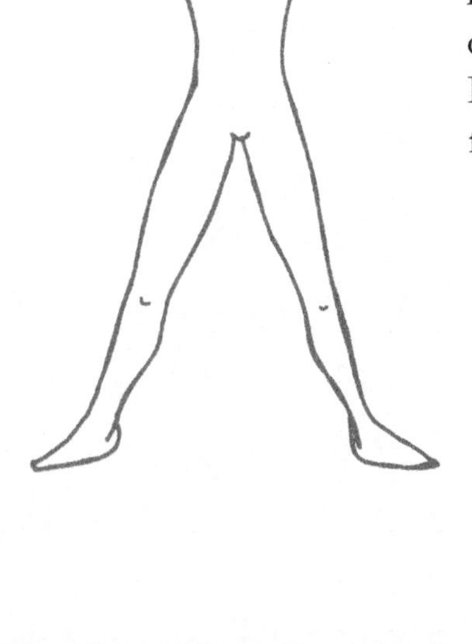

Primeiro exercício: iniciar em pé, com as pernas afastadas, os braços elevados e afastados, com as palmas das mãos viradas para cima. Os pés e as mãos devem ficar na mesma direção. Numa inspiração, descer os braços, com os cotovelos flexionados. Esticar bem os dedos, alongando bem os flexores, como numa postura egípcia.

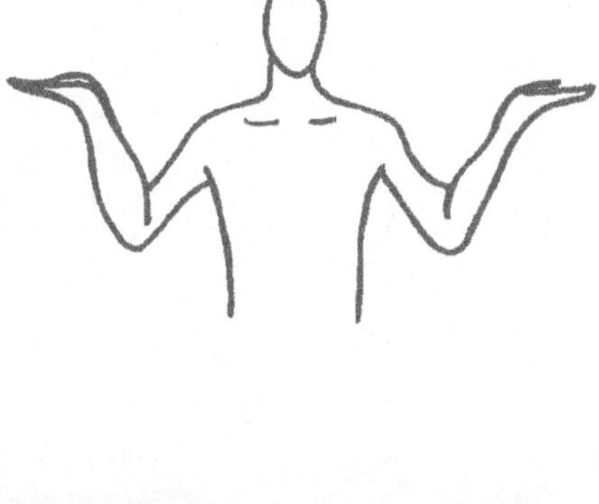

Segundo exercício: direcionar as palmas das mãos para o exterior, estirando bem os punhos e os dedos (ambos em alongamento) na altura dos ombros e, depois, descer com as palmas viradas para baixo e bem esticadas.

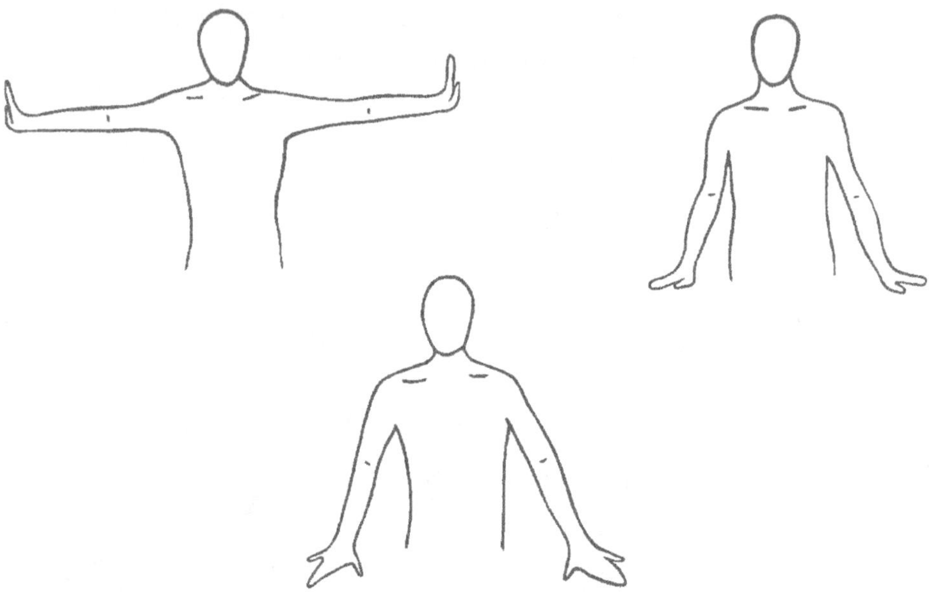

Ao terminar ambos os exercícios, abrir e fechar as mãos, fazendo uma suave torção com os punhos.

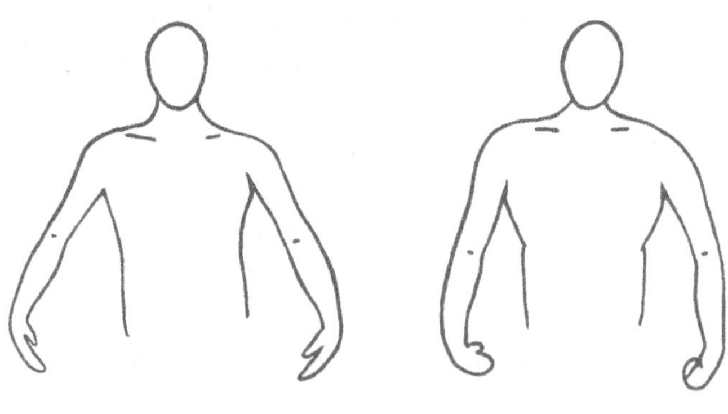

A mão e a energia

Em pé, abrir os braços com as palmas das mãos viradas para o sol, recebendo a energia solar. Respiração calma, sem esforço. Permanecer na posição durante alguns segundos, até sentir o calor nas palmas das mãos.

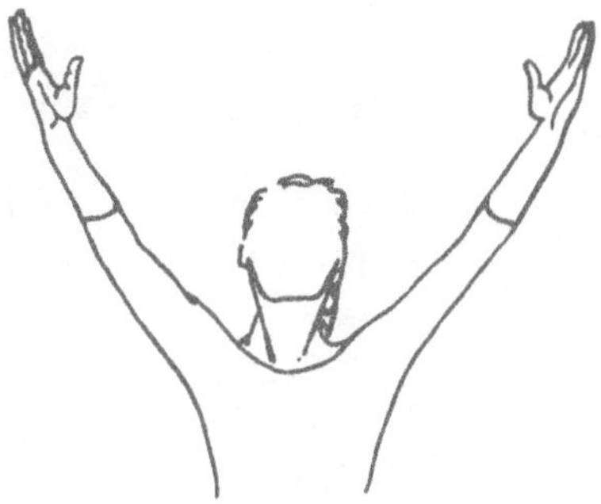

Mudrã

Mudrã é uma palavra sânscrita que quer dizer selo, estampa, símbolo formado pelas mãos. A palavra Mudrã pode ser uma palavra masculina ou feminina de acordo com seu emprego.

Inclui-se neste segmento alguns Mudrã, gestos simbólicos, executados com os dedos e as mãos em várias posições, formando uma simbologia.

Em Yoga, o símbolo formado de diversas maneiras pelas mãos e dedos produz um poderoso efeito sobre o físico e o psíquico, atingindo e estimulando os Chakras (centros nervosos no corpo).

É importante aprender a dinâmica do Mudrã. Na realidade, são técnicas destinadas a modificar localmente o fluxo do prâna, energia vital sutil.

No Viparita-Karani, esse Mudrã atua sobre os rins, e as supra-renais, aumentando e ativando a circulação sanguínea. Pode-se dizer que ativa a energia nesses locais. Esse fluxo de energia se mantém por alguns minutos, mesmo depois de terminada a postura.

Vajroli-Mudrã

Movimento que ativa as regiões abdominais e as colunas lombar e dorsal, levando um fluxo energético para essas regiões.

No Budismo tradicional, os Mudrã têm um caráter ritual aplicado às fórmulas e cerimoniais, sendo considerados uma expressão visual do pensamento mantido através da concentração.

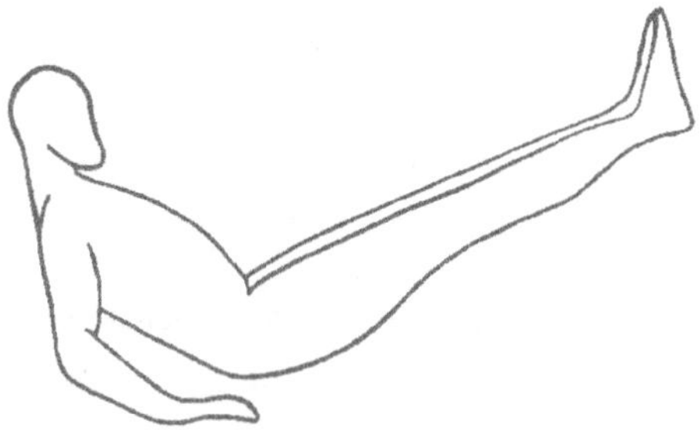

Alguns gestos simbólicos com as mãos

Abhaya-mudrã: o mudrã da proteção, da bênção e da ausência de temor. Com esse mudrã podemos nos libertar do medo e afastar o mal.

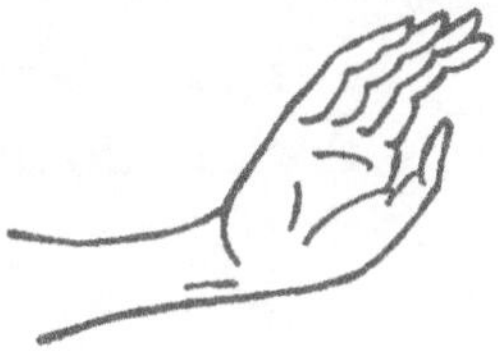

Bhûmisparsha-mudrã: o gesto de tocar na terra com a mão direita.

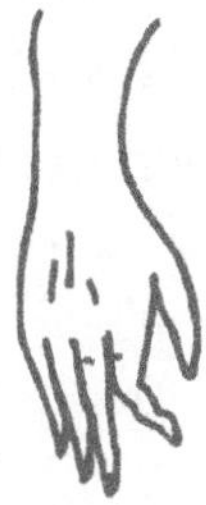

Bhûtadamara-mudrã: o gesto de inspirar respeito. As mãos se cruzam diante do peito.

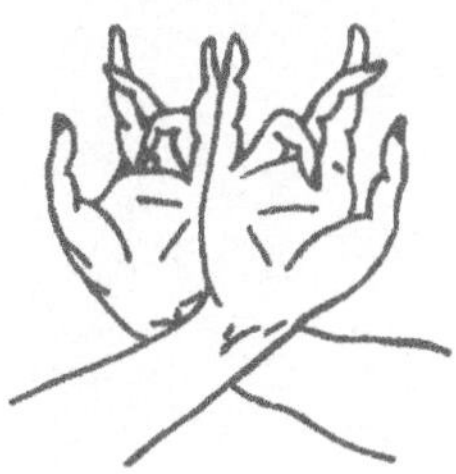

Buddhashramana-mudrã: saudação. A mão direita na altura da cabeça com a palma para o alto.

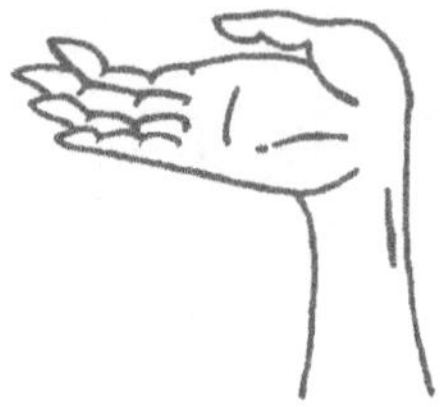

Dharmachkra-mudrã: predicação. Posição do movimento da roda do poder. Força.

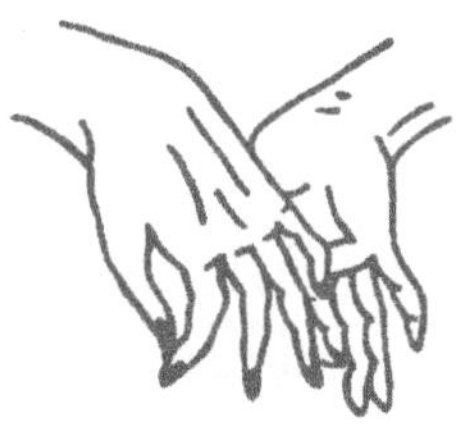

Dhyâna ou Samâdhi-mudrã: meditação. As mãos relaxadas uma dentro da outra; os dedos polegares tocam-se.

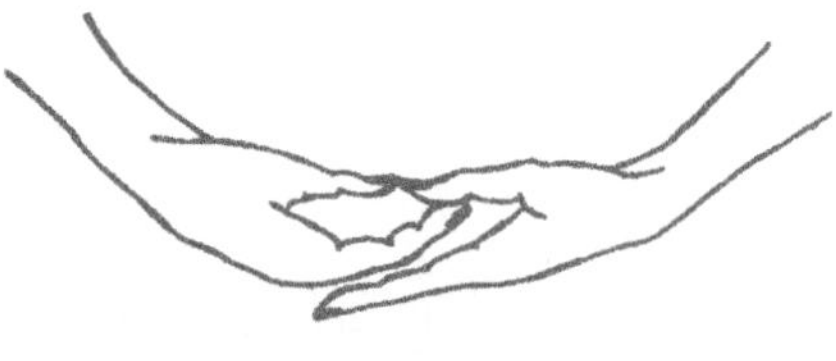

Tarpana-mudrã: veneração. O braço na altura da espádua, com a palma da mão para baixo.

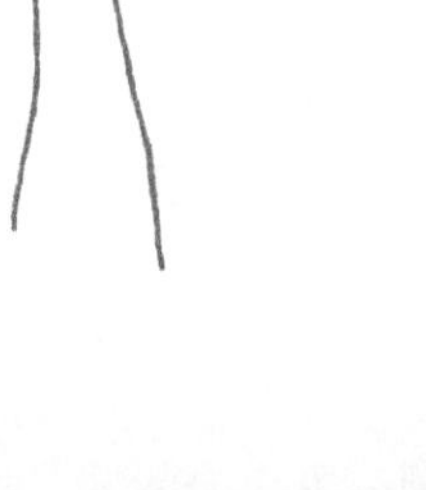

Uttarabodhi-mudrã: perfeição.

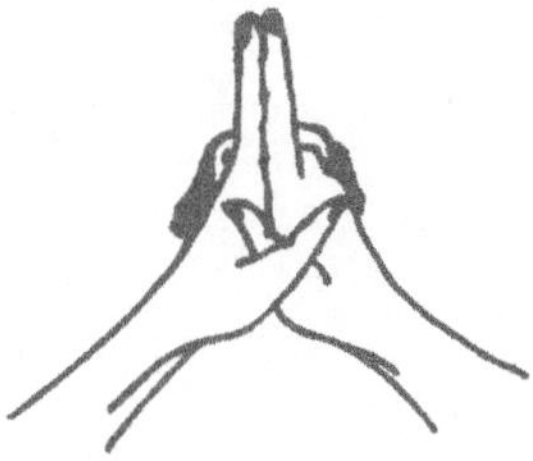

Vara-mudrã: compaixão, misericórdia. Usa-se a mão esquerda. Também pode ser um "gesto de misericórdia".

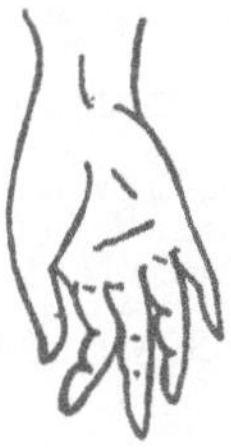

Vitarka-mudrã: da argumentação, da discussão. A palma da mão é erguida para frente.

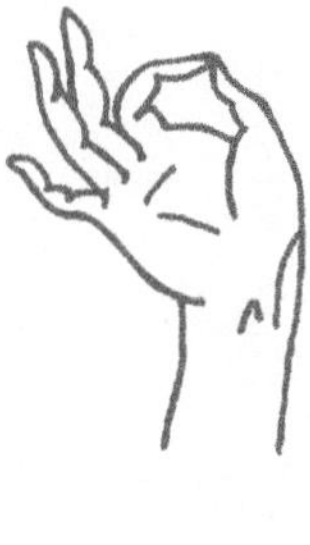

Namaskara-mudrã: *prece.*

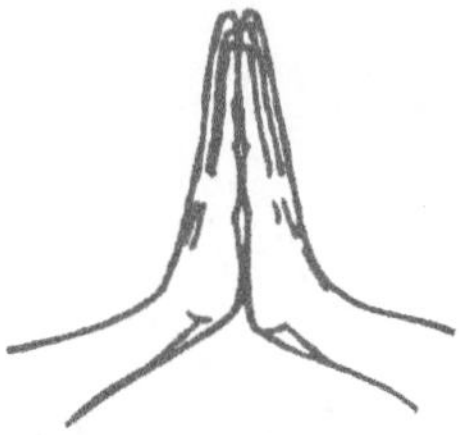

COM AS MÃOS EM PRECE, TERMINO ESTE LIVRO. DESEJO AO LEITOR QUE O ENCONTRO COM O SEU CORPO EM ALONGAMENTO SEJA UM VERDADEIRO ENCONTRO CONSIGO MESMO. QUE O ALONGAMENTO SEJA SUA ALEGRIA, SUA DESCOBERTA DESSE MARAVILHOSO SISTEMA QUE É O CORPO HUMANO, NOSSA CASA.

Namastê

Referências bibliográficas

ACHOUR, Abdallah Junior. *Bases para exercícios de alongamento.* Phorte Editora. São Paulo, 1996.

BLANDINE, Calais Germain. *Anatomia para o movimento.* Editora Manole. São Paulo, 1992.

BOB, Anderson. *Alongue-se.* Tradução de Maria Silva Mourão Neto. Summus Editorial. São Paulo, 1983.

BOUANCHAUD, Bernard. *Le Yoga – comment l'adapter à sa personnalité.* Sorar. Paris, 1986.

BRUN, Pascale. *Symbolique de la main et dês mudrãs.* Revue Française de Yoga. Editee Parla Fédération Nationale des Enseignants de Yoga. Paris, nº 35 hiver 1988.

CLERC, Roger. *Le Cours de Hatha-yoga.* Les Carnets de Yoga. Union Nationale de Yoga. Paris, nº 62 octobre 1984.

DELAVIER, Frédéric. *Guia dos movimentos de musculação. Abordagem anatômica.* Editora Manole. São Paulo, 2000.

DESIKACHAR, T.K.V. *Yoga entretiens sur la théorie et la pratique.* Edition Française. Paris. Union Eropéenne de Fédérations Nacionales de Yoga, 1982.

FALLOIS, Philippe de. *Conscience Ducou.* Les Carnets du Yoga. Union Nationale de Yoga. Paris, nº 46 février 1983.

FALLOIS, Philippe de. *Conscience du Dos.* Les Carnets du Yoga. Paris, nº 49 mai 1983.

FALLOIS, Philippe de. *Respiration et Colonné Vertébrale.* Les Carnets du Yoga. Union Nationale de Yoga. Paris nº 61 juillet, août e septembre 1984.

FALLOIS, Philippe de. *Conscience de Segmen Lombaire et du Bassi.* Les Carnets de Yoga. Union Nationale de Yoga. Paris nº 70 juin 1985.

FERNANDES, Nilda. *Yoga terapia – o caminho da saúde física e mental.* Editora Ground. São Paulo, 1992.

FERNER, H; STAUBESAND, J. *Atlas de Anatomia Humana.* (Tradução de Carlos Américo Fattini). Rio de Janeiro. Editora Guanabara Koogan, 2 volumes. Título original: Atlas der anatomie des menschen.

GARDNER, Gray O'Rahilly. *Anatomia, estudo regional do corpo humano.* Editora Guanabara Koogan. Rio de Janeiro, 1967.

GHAROTE, Manohar Laxman. *Yoga aplicada da teoria à prática* – FMU FIAM FAAM FAC – Ed. Física. São Paulo,1996.

GHAROTE, Manohar Laxman. *Técnicas de Yoga.* Phorte Editora. São Paulo, 2000.

GUNNA, Brieghel – *Muller. Eutonie et relaxation.* Delachaux et Niestlé S.A. Paris, France, 1972.

HAHOUTOFF, Nil. *Pada Hasta Āsana.* Les Carnets du Yoga. Union Nationale de Yoga. France nº 28 avril 1981.

IYENGAR, B.K.S. *Yoga cien por cien.*. Miguel Arímany, Título original: *Light on yoga.* Barcelona, 1967.

IYENGAR, B.K.S. *Prânâyâma di pika – lumière sur le prânâyâma.* Editions Buchet/Chastel. Paris, France, 1978.

JACQUERMART, Pierre; ELKEFI, Saída. *Yoga thérapeutique.* Maloine Editeur. Paris, 1985.

KAIVALAYADHANA, Swami. *Yogic Theraphy Its Basic Principles and Methods.* Ministry of health, government of Índia. Índia, New Delli, 1963.

KHAISA, Dharma Singh. *Longevidade do cérebro.* (Tradução de Silva Bello). Editora Objetiva. Rio de Janeiro, 1967.

KIRSCHNER, M. J. *Yoga for health and vitality.* (Tradução de George Allen). Editora Mandala Book. 1967.

LES CARNETS DE YOGA – Union Nationale de Yoga, Paris, numéros: 28,30,42,46,49,62, 70.

LYSEBETH, Andre Van; Denise. *Ma seance de yoga.* Belgique Edivox, 1969.

MAHESH, Sri. *Vistritapada Parshwabhunamaskarâsana. Yoga et Vie.* Centre de Relations Culturelles Franco-Indien. France, Paris nº 2 juin 1979.

MICHAEL, Tara. *Hatha yoga pradipikâ: un traité sanskrit de hatha yoga.* Paris Fayard, 1974.

MILLERAND, Ivonne. *Guide pratique de Hatha-Yoga.* Calmann-Levy. France, 1979.

MILLERAND, Ivonne. *Enseignement.* Les Carnets du Yoga. Union Nationale de Yoga. France, Paris nº 49 octobre 1982.

MOHAN, A. G. *Yoga for body, Breath and mind.* Edited by Kathleen Miller. Ruda Press, 1993.

MOORS, Frans. *Hastinishadana.* Viniyoga, B4051 Chauofontaine, Belgique nº 49 décembre 1995.

MUEDRA, V. S. J. *Atlas de anatomia humana.* Editora da Ibero-Americana. Rio de Janeiro, 1966.

UN CORPS SOUPLE. *Comment se détendre.* Editions Time Life, Holand, Amsterdan, 1987.

REVUE FRANÇAISE DE YOGA. Editeé par la Federation Nationale des Enseignants de Yoga. Paris, 1988, nº 35.

RUCHPAUL, Eva. *Hatha yoga bien tempéré.* Paris Presses Universitaire de France, Paris, 1978.

SIVANANDA. *Yoga mind & body.* Sivananda yoga Vedanta center. Ed DK, New York, 1996.

SVEN, A Sölveborn. *Guia completo de alongamento.* (Tradução de Schirley de Nardo). Editora Record, São Paulo, 1982.

VIDYATMANANDA, Swami. *Ekappaduttitada Vijanushiras Parsh.* Centre de Relations Culturalles. Franco-Indin. Paris, França nº 13, septembre 1977.

WEINECK, J. *Anatomia aplicada ao esporte.* (Tradução de Dra. Hildegard Thiemann Buckup). Raole, São Paulo, 1984.

Leia da Editora Ground

Yoga Terapia

O caminho da saúde física e mental

Nilda Fernandes

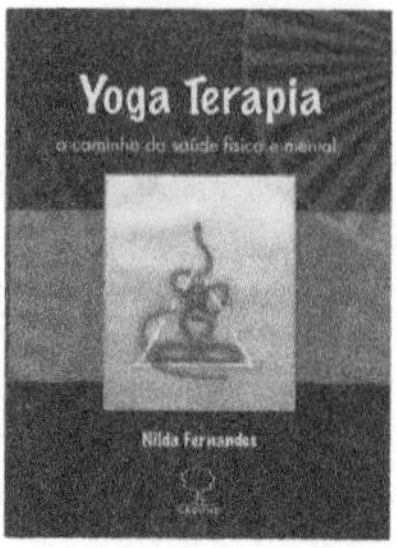

Esta obra aborda a filosofia do Yoga, a respiração, a musculatura, os âsanas utilizados na desobstrução dos canais energéticos do corpo humano e as regras de vida que conduzem à harmonia e à verdadeira libertação.

Qi Gong para a Mulher

Exercícios de baixo impacto para aumentar a energia, estimular a sexualidade e fortalecer o corpo

Dominique Ferraro

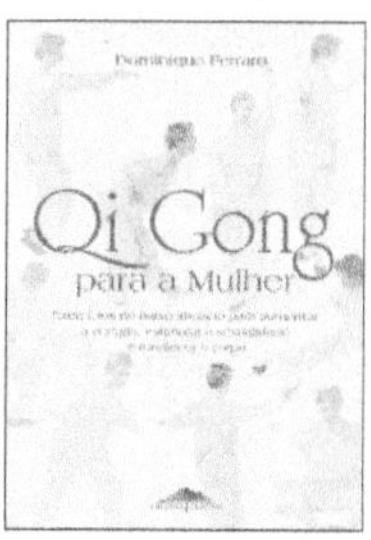

O Qi Gong oferece técnicas que melhoram o controle da respiração e a concentração mental, liberam o estresse por meio de massagens e acupressão auto-aplicáveis levando a mulher a alcançar e manter o peso desejado e a recuperar o equilíbrio total e a tranquilidade.

Shiatsu Facial

A arte do rejuvenescimento

Aridinéa Vacchiano

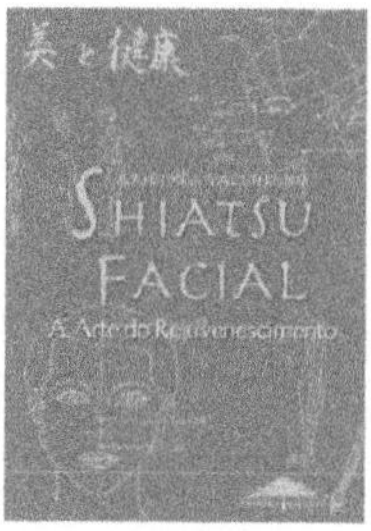

Escrita de forma didática, esta obra apresenta tratamento e prevenção com massagens e exercícios que visam auxiliar o rejuvenescimento, promovendo simultaneamente equilíbrio físico, mental e emocional. É um livro prático, com textos sempre acompanhados de ilustrações que demonstram cada movimento passo a passo.

A Arte da Vida
Os fundamentos do budismo

Tsering Paldrön

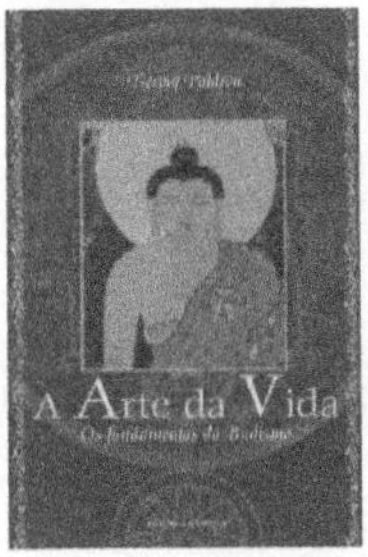

O budismo é, ao mesmo tempo, uma religião, uma filosofia, uma ciência do espírito e uma arte de viver. Este livro explica em termos amplos conceitos como Karma, renascimento e morte, assim como o sentido e a transformação do sofrimento. Tsering Paldrön, monja budista, mostra ainda que viver é uma arte através da qual o mundo se pode tornar um lugar muito melhor.

Manual de Massagem Ayurvédica
Técnicas indianas tradicionais para o equilíbrio do corpo e da mente

Harish Johari

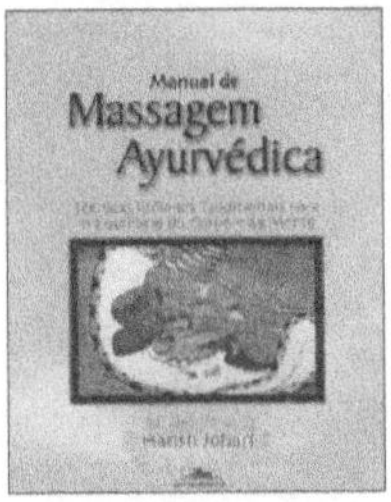

A massagem ayurvédica age nos níveis mental e físico, transmitindo uma energia vitalizadora que ajuda todos os sistemas do corpo na sua recuperação e renovação. Este livro torna essa técnica acessível ao principiante e detalha aprofundamentos para os massagistas mais experientes.

Anatomia da Cura
O significado da doença física, mental e espiritual

Christine R. Page

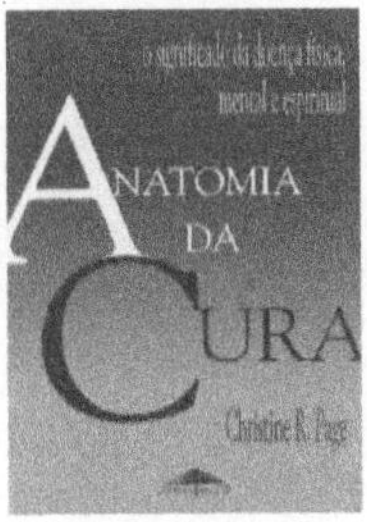

A doença tem um significado profundo que vai além dos sintomas aparentes. Christine R. Page, médica de formação, pesquisou e identificou qual é a mensagem oculta de cada doença para chegar ao desvelamento do processo completo da cura e à compreensão das suas causas.